Come sviluppare l'autodisciplina per l'allenamento

Tecniche e strategie pratiche per formarsi un'abitudine duratura all'attività fisica

Di Martin Meadows

1

Iscrivetevi alla mia newsletter

Vorrei rimanere in contatto con voi. Iscrivetevi alla mia newsletter e sarete sempre al corrente delle mie nuove pubblicazioni, riceverete articoli gratuiti, potrete partecipare ai giveaway e ricevere altre preziose e-mail da me.

Ecco il link per iscrivervi:

http://www.profoundselfimprovement.com/itnews

Indice

Prologo

Immaginate che ci sia una pillola che migliora la vostra capacità di resistere alle tentazioni e perseverare. La vostra vita ora è molto migliore perché è molto più facile raggiungere i vostri obiettivi. La pillola offre anche altri vantaggi come:

- una significativa diminuzione dello stress percepito e del disagio emotivo,

- un consumo ridotto di fumo, alcol e caffeina,

- un aumento della sana alimentazione,

- un miglior controllo emotivo,

- un aumento della partecipazione agli impegni e assistenza alle faccende domestiche,

- un aumento del controllo della spesa,

- un miglioramento delle abitudini di studio.

Non ci sono effetti collaterali, ed è ampiamente disponibile, gratis o a un prezzo molto basso, ovunque andiate. Quante pillole vorreste ordinare, oggi, se esistesse una pillola del genere?

Beh, in realtà esiste, anche se non in forma di pillola. Si chiama *allenamento*. Tutti i vantaggi sopra elencati derivano da uno studio australiano del 2006 su 24 non praticanti tra i 18 e i 50 anni che si sono allenati regolarmente per un periodo di 2 mesi (solo una volta a settimana per il primo mese e tre volte a settimana per il secondo mese)[1], ed è solo uno delle centinaia, se non migliaia, di studi che esplorano gli effetti positivi dell'esercizio fisico.

Non c'è dubbio che l'attività fisica regolare non è un'opzione: è una necessità, per la vostra mente e il vostro corpo.

La pillola di cui sopra diventerà immediatamente un bestseller globale. Sfortunatamente, l'esercizio fisico non vende molto bene. Il sondaggio condotto dalla United States American National Health Interview Survey (NHIS) nel 2014 dipinge un quadro disastroso. Tra gli adulti dai 18 anni in su, il 30,2% degli americani è considerato inattivo rispetto alle linee guida sull'attività aerobica e il 19,8% di questi è insufficientemente attivo[2].

Inoltre, solo il 3,2% ha soddisfatto le linee guida per il rafforzamento muscolare, il 28,5% ha soddisfatto le linee guida sull'attività aerobica completa e solo il 21,4% ha soddisfatto le linee guida complete sia per l'attività aerobica che per il rafforzamento muscolare.

Secondo uno studio del 2009[3], il secondo ostacolo più comune all'abitudine di fare attività fisica (dopo la mancanza di sostegno) era la mancanza di forza di volontà. Qui sta la difficoltà nella commercializzazione dell'allenamento - qualcosa che richiede tempo e fatica - rispetto a una pillola che genera risultati immediati.

Fortunatamente, anche se non esiste la pillola magica, l'esercizio fisico non è così difficile da introdurre nella vostra vita da dover aspettare che appaia la pillola. Tutto ciò che serve sono tecniche e strategie pratiche comprovate per formare un'abitudine all'esercizio.

In veste di autore di libri quali *Come sviluppare l'auto-disciplina: resistere alle tentazioni e raggiungere gli obiettivi a lungo termine* e *Autodisciplina quotidiana: abitudini ed esercizi quotidiani per formare l'autodisciplina e raggiungere gli obiettivi,* l'autodisciplina è la mia principale area di competenza.

Voglio aiutarvi a superare gli ostacoli più comuni per rendere l'esercizio fisico una parte della vostra vita e infine sviluppare un'abitudine permanente ad esso, in modo da poter diventare più sani, vibranti, gioiosi e godere di altri vantaggi offerti dal regolare esercizio fisico.

Nelle pagine seguenti imparerete:

- come essere motivati ad allenarsi. Scaveremo a fondo in tre diversi tipi di motivazione, altri due tipi opposti di motivazione, e in che modo tutte queste motivazioni possono aiutarvi a diventare più attivi. Tratteremo anche le strategie pratiche per gestire l'indugio e la procrastinazione;

- come trovare il tempo di allenarsi, un motivo comune per cui le persone sono inattive. Imparerete a capire quale orribile compromesso state facendo quando non vi allenate per mancanza di tempo. Imparerete anche quando allenarvi e numerosi modi non ovvi per dedicare più tempo all'attività fisica;

- come rimanere motivati ad allenarsi. Spesso è facile da avviare, ma è difficile continuare. Imparerete una vasta gamma di modi per migliorare la motivazione, fare una pausa e non distruggere la vostra abitudine all'esercizio fisico, nonché scoprire come prevenire infortuni, ridurre il dolore e migliorare il recupero in modo da non avere scusanti a causa del dolore;

- come godersi l'esercizio. I consigli su come godervi l'esercizio fisico sono disseminati in tutto il libro, ma in questo capitolo ci concentreremo interamente sul consiglio più semplice (e più efficace) che molto probabilmente trasformerà tutto il vostro atteggiamento verso l'esercizio (se avete sempre avuto problemi a seguire una regolare attività fisica, è possibile che siate vittime di questo cattivo approccio, spesso elogiato nelle palestre di fitness);

- come affrontare altri problemi legati all'esercizio fisico, come trattare con altre persone, gestire le aspettative legate all'attività fisica e affrontare disagio, autocritica e il sentirsi goffi quando si visita la palestra per la prima volta o si prova un nuovo sport.

Se non vi allenate da molto tempo, è probabile che abbiate imparato a credere che l'esercizio fisico non fa per voi o che non siete abbastanza forti - mentalmente o fisicamente - per agire in base alle conoscenze che vi arrivano da questo libro.

Fortunatamente, nulla può essere più lontano dalla verità; ci sono modi semplici, anche se non sempre facili, per modificare questo atteggiamento. Una volta messi insieme e messi in pratica, i sei capitoli di questo libro - supportati da oltre 80 riferimenti a studi scientifici ed esperti attendibili - vi aiuteranno a formare una nuova abitudine e ad apportare uno dei cambiamenti più importanti che avrete mai fatto nella vostra vita.

Iniziamo ora il viaggio per imparare come.

Capitolo 1: Come motivarsi a fare dell'esercizio fisico

Se siete come la maggior parte delle persone, che lottano per motivarsi a fare esercizio, sapere che l'attività fisica vi fa bene non serve a niente. Avete bisogno di qualcosa di più per ispirarvi a scendere dal divano e a muovere il corpo, ma non sapete esattamente cosa.

Tra tutte le sfide legate alla formazione dell'abitudine a un regolare allenamento, iniziare è probabilmente la cosa più difficile. Per questo motivo, questo capitolo verterà esattamente su come superare la pigrizia o la riluttanza e iniziare l'allenamento.

Inizieremo con la copertura di tre diversi tipi di motivazione e di come possono aiutarvi a iniziare l'allenamento. Oltre a discuterne, parleremo di motivazione *push* e *pull* (spinta e attrazione) e di come la maggior parte delle persone scelga quella sbagliata e si arrenda quando si trova ad affrontare gli ostacoli.

Successivamente, approfondiremo una delle idee più potenti per motivarvi a fare esercizio e continuare a farlo. Con questo semplice accorgimento (anche se un po' scomodo) potrete accendere dentro di voi un fuoco che vi garantirà un sacco di esercizio.

Ultimo ma non meno importante, passeremo alla questione della procrastinazione e di come, finalmente, smettere di rimandare l'esercizio a data da destinarsi. È difficile iniziare a fare esercizio fisico, se avete l'abitudine di rimandare tutto a dopo. Imparerete come fare dell'esercizio un comportamento automatico, in modo da non dover esercitare la vostra forza di volontà ogni volta che dovrete attivarvi.

Senza ulteriori indugi, iniziamo discutendo tre tipi di motivazione: estrinseca, intrinseca e prosociale.

Motivazione estrinseca

La motivazione estrinseca è un tipo comune di motivazione, ma di solito non funziona come le persone si aspettano che faccia. Si riferisce alla

11

motivazione che deriva dal risultato che si desidera ottenere[4]. È orientata all'evento, focalizzata sulla ricompensa alla fine della strada.

La competizione è un esempio di motivazione estrinseca. Non gareggiate per il solo scopo di svolgere l'attività (ad esempio giocando a tennis), ma per vincere la competizione e ricevere un trofeo.

La motivazione estrinseca può riguardare premi esterni o punizioni. Nell'esempio più classico, uno studente ottiene un buon voto quando fa bene un esame, e un brutto voto quando lo fallisce.

Quando applicata all'allenamento, la motivazione estrinseca orientata alla ricompensa può assumere la forma di:

- il vostro peso (un numero sulla bilancia può essere sorprendentemente gratificante);

- la circonferenza della vita;

- lo status (vantare dei diritti, incitamento all'invidia);

- attirare l'attenzione degli altri (una persona che perde peso per attirare un potenziale partner sessuale);

- il "fattore cool" (qualcosa - come lo yoga - è di tendenza e volete farne parte).

La motivazione estrinseca orientata alla punizione può assumere la forma di:

- evitare malattie legate all'obesità e/o uno stile di vita sedentario;

- evitare il dolore per gli insulti sul peso;

- cedere alla pressione di un familiare, un amico o un collega;

- perdere un'opportunità di lavoro;

- responsabilità (ad esempio una scommessa di €500 per perdere x chili).

Per la maggior parte degli individui, la motivazione estrinseca è la principale fonte di motivazione per iniziare l'allenamento. Perché vogliono apparire belli quando sono svestiti, evitando il dolore di essere "quel" ragazzo o ragazza, o perché vogliono impressionare qualcuno che non li vede da tempo.

Un buon esempio di motivazione estrinseca è la responsabilità (che vedremo più avanti). Quando è progettata nel modo giusto, può fare miracoli per introdurre una regolare abitudine all'esercizio fisico.

Altri modi per motivarvi esternamente, come accedere a un determinato status o evitare malattie, sono meno efficaci. Nel primo caso - fare qualcosa per ottenere uno status - il primo ostacolo farà probabilmente svanire la vostra motivazione. Nel secondo caso - evitare le malattie - di solito è troppo difficile continuare a visualizzare i potenziali rischi di non allenarsi, a meno che non abbiate ricevuto un serio avvertimento dal medico. Sfortunatamente, la motivazione estrinseca dura solo fino a quando la ricompensa è lì in vista o la minaccia della punizione è reale. Il momento in cui raggiungete il peso ideale è solitamente il momento in cui perdete la motivazione per continuare a fare esercizio. Dopotutto, avete raggiunto il vostro obiettivo.

Inoltre, la ricerca mostra che la motivazione estrinseca è generalmente una scarsa fonte di ispirazione.

Uno studio del 2005 su motivatori estrinseci e intrinseci mostra che la motivazione estrinseca ha portato a prestazioni lavorative più povere rispetto alla motivazione intrinseca[5].

Un'altra analisi effettuata negli Stati Uniti nel 2012 su oltre 200.000 dipendenti del settore pubblico ha dimostrato che usare il denaro come motivazione era meno efficace che non l'usare una passione o una sfida[6]. In quest'analisi, la motivazione intrinseca era tre volte migliore della motivazione estrinseca.

Dal regno della perdita di peso, invece, uno studio del 2012 sugli incentivi finanziari per dimagrire ha dimostrato che i piccoli incentivi finanziari per perdere peso (euro 5,00 per percentuale del peso iniziale perso) non aumentavano la motivazione, mentre la motivazione autonoma (fare un qualcosa determinato dalla propria volontà di migliorarsi) è stata costantemente associata a maggiori perdite di peso[7].

Questo significa che la motivazione estrinseca è inutile? Non necessariamente. Non può reggersi sulle proprie gambe, ma può essere utilizzata in aggiunta alla motivazione intrinseca e/o prosociale.

Se volete usare la motivazione estrinseca per motivarvi a continuare, è meglio concentrarsi su cose che per voi contano molto. Se siete ossessionati dalle auto sportive e vi siete ripromessi di comprare una nuova Porsche quando avrete perso 30 chili, questo tipo di motivazione estrinseca sarà più forte che non il comprare una macchina nuova solo perché pensate che così farete colpo su qualcuno. Tuttavia, dovreste usare questo tipo di motivazione come aggiunta, non come unica motivazione.

Motivazione intrinseca

Se la motivazione estrinseca riguarda tutti i fattori esterni che non potete controllare, la motivazione intrinseca riguarda tutto ciò che è dentro di voi. Vale a dire, si tratta del desiderio di cercare nuove sfide, migliorare voi stessi, acquisire più conoscenze o valutare le vostre abilità[8].

La motivazione intrinseca è di lunga durata e molto probabilmente non svanirà quando affronterete sfide insormontabili. È anche autosufficiente, nel senso che non c'è niente al di fuori di voi che possa influenzarla.

Tra alcuni dei più comuni motivatori intrinseci vi sono:

- il desiderio di migliorarsi (ad es. imparare una nuova abilità, sentirsi più forti);

- il divertimento nell'azione (ad es. l'emozione di correre o giocare a tennis);

- la sfida o la valutazione delle proprie capacità (ad esempio, una difficile via di arrampicata);

- l'auto-espressione e la creatività (ad es. fare schizzi, creare musica).

È facile trovare motivatori estrinseci (avere un aspetto migliore, fare più soldi, raggiungere un certo status), mentre la motivazione intrinseca è meno tangibile e più difficile da descrivere e quantificare.

Tuttavia, alla fine, è come la differenza tra sentirsi sicuri di sé in un'auto costosa e sentirsi sicuri di sé credendo in sé stessi. Una macchina costosa può aiutarvi a sentirvi più sicuri, ma è un fattore esterno che può esservi tolto, togliendovi di conseguenza anche tutti i vantaggi, come una migliore autostima.

Se volete massimizzare le possibilità di formarvi un'abitudine regolare all'esercizio fisico, è necessario avere almeno un motivatore intrinseco potente.

Il modo più semplice per trovare questo motivatore è trovare un'attività fisica che amiate fare. La maggior parte delle persone che lottano per allenarsi si costringono ad andare in palestra o frequentare corsi di fitness che detestano. Quello che stanno facendo è l'esatto contrario della motivazione intrinseca.

L'introduzione di un'abitudine all'attività fisica regolare inizia con la ricerca di attività che vi piacciono, e che fareste anche se non vi dessero alcuna ricompensa esterna (come un aspetto migliore).

Per rafforzare ulteriormente la vostra motivazione intrinseca, prendete in considerazione la scelta di un'attività fisica che vi insegni una nuova e stimolante abilità. Essa unirà il vostro godimento per l'attività con il desiderio di migliorare e sfidare voi stessi, portando a un forte mix di motivatori intrinseci.

Ad esempio, lo sport che preferisco è l'arrampicata. Questo tipo di attività fisica non è solo divertente (il che è abbastanza per alimentare la mia motivazione a un regolare esercizio fisico), ma mi ha anche costretto a imparare un nuovo modo di muovere il corpo, esprimendo il mio stile individuale attraverso tale sport. Mi sfido costantemente cercando vie sempre più difficili.

È insieme una sfida fisica e mentale, perfetta per una motivazione duratura. I vantaggi aggiuntivi - fisico e forza migliorati - sono solo un bell'extra, non gli obiettivi finali di per sé.

Ora, pensate alla vostra regolare lezione di fitness di 60 minuti con esercizi che odiate, e ditemi se c'è anche un minimo di motivazione intrinseca nel trovarvi lì. L'arrampicata potrebbe non essere la vostra scelta, ma provate a trovare qualcosa che vi possa piacere altrettanto o anche di più.

Nel 1997, i ricercatori dell'Università di Rochester e dell'Università del Sud Utah condussero uno studio sulla motivazione intrinseca e l'osservanza dell'allenamento[9]. Un gruppo di partecipanti partecipava a corsi di tae kwon do, mentre l'altro gruppo frequentava lezioni di aerobica.

Il primo gruppo aderì alla propria routine di fitness meglio del secondo. Risultò che si concentravano su divertimento, competenza e interazione sociale, tutti e tre comuni motivatori intrinseci per l'esercizio fisico.

Come hanno osservato gli scienziati, "nonostante il fatto che le persone citino principalmente ragioni estrinseche per l'allenamento, la motivazione intrinseca rimane un fattore critico nell'attività fisica prolungata".

Le implicazioni dello studio sono chiare e supportano i consigli condivisi in precedenza. Nelle parole degli scienziati, "dal momento che il godimento della sessione preannuncia la presenza e l'osservanza, rendere l'esercizio o le attività fisiche più intrinsecamente motivanti (ad esempio divertenti, personalmente impegnative) potrebbe essere una via percorribile per migliorare la perseveranza".

Motivazione prosociale

La motivazione prosociale è l'ultimo tipo di motivazione, e di solito viene omessa quando le persone discutono sui tipi di motivazione.

Il professor Adam Grant, autore del *bestseller Più dai più hai: un approccio rivoluzionario al successo*[10], descrive questo tipo di motivazione come "un desiderio di aiutare altre persone e gruppi"[11]. Né la motivazione estrinseca né quella intrinseca abbracciano completamente l'idea di fare qualcosa per il desiderio di aiutare gli altri, quindi la motivazione prosociale è un terzo tipo di motivazione.

Tra tutti i tipi di motivazione, la motivazione prosociale è solitamente la più forte. Riuscite a immaginare qualcuno che si sacrifica per apparire buono agli occhi degli altri o perché vuole esprimersi? Che ne dite di una madre che dona la vita per i propri figli?

La motivazione prosociale può assumere la forma di:

- aiutare qualcuno a migliorare le proprie condizioni (un marito che si prende cura della propria salute in modo da tenere il passo di una moglie attiva e partecipare ai suoi sport preferiti);

- aiutare qualcuno a evitare dolore o sofferenza (un nonno che fa esercizio fisico per ridurre il rischio di un ictus, così che i suoi nipoti non soffriranno a causa della sua morte prematura);

- fare qualcosa per sostenere una certa causa (correre una maratona per raccogliere denaro e finanziare un ospizio).

Sebbene non sia necessario avere una motivazione prosociale per introdurre un'abitudine all'allenamento regolare, la motivazione prosociale da sola può essere sufficiente per farvi attenere per sempre alle vostre abitudini.

Un fumatore da una vita può smettere di fumare dal giorno alla notte - senza altri motivatori - quando sua figlia gli dice che vuole che lui sia con lei - e non due metri sottoterra - per accompagnarla all'altare.

Anche se è per le altre persone, tenete presente che questo tipo di motivazione non significa essere pressati: si tratta del vostro genuino desiderio di aiutare qualcuno e non di evitare il dolore causato dalla pressione del gruppo. Un marito che cerca di smettere di fumare perché sua moglie lo tormenta ogni singolo giorno non beneficia della motivazione prosociale. Un marito che vuole smettere di fumare perché ama sua moglie e vuole stare con lei ancora per molto tempo, sì.

Quando cercate di introdurre più attività fisica nella vostra vita, pensate a chi altro potrebbe beneficiare di questo cambiamento. Tenete a mente questa persona quando siete tentati di rinunciare o di cedere alla pigrizia. È un motivatore potente quando tenete così tanto a qualcuno o qualcosa (una certa causa) che ai vostri occhi diventa più importante di voi stessi.

Motivazione *push* e *pull*

La motivazione può anche essere distinta in spinta (*push*) e attrazione (*pull*) motivazionale.

La spinta motivazionale significa spingersi per raggiungere un certo obiettivo, mentre l'attrazione motivazionale consiste nell'essere attratti a tal punto da qualcosa che desiderate da non poter fare a meno di continuare a lavorare sui vostri obiettivi, in ogni caso[12].

In questo senso, la spinta motivazionale dipende dalla vostra forza di volontà: è tanto forte quanto la vostra volontà di raggiungere l'obiettivo. Nel caso dell'attrazione motivazionale, la forza di volontà non entra nemmeno in gioco: siete così attratti dalla cosa che desiderate che non vi fermerete mai finché non la raggiungerete.

Mi ci sono voluti circa sei anni di avviamento di diverse attività commerciali per sviluppare il senso degli affari e finalmente avviare una società redditizia (e un'altra, e un'altra, e un'altra ancora). Ciò che mi ha motivato non è stata la spinta: era la pura attrazione, il desiderio di diventare un imprenditore a pieno titolo e collaudato. Non importano gli ostacoli, i problemi e le altre problematiche associate alle montagne russe dell'imprenditoria: non ho mai pensato di lasciar perdere, nemmeno una volta.

Com'è possibile sviluppare un'attrazione motivazionale così potente per l'attività fisica? Questa è la domanda a cui non posso rispondere per voi: si tratta di un qualcosa che è unico per le vostre circostanze e personalità. Nel mio caso, il fascino dell'imprenditoria mi ha attratto fin da quando ero bambino. È un chiaro esempio di attrazione motivazionale.

Più tardi nella mia vita, ho sperimentato la stessa cosa quando sono stato introdotto per la prima volta all'arrampicata indoor. Non dovevo "spingermi" per migliorare e andare in palestra tre o quattro volte a settimana; quell'attività mi aveva subito attratto, come un'ossessione.

Cos'è che vi ha sempre attratto dal punto di vista della forma fisica, ma che non avete mai veramente preso in considerazione nella vostra vita? Era la bellezza del tango argentino? I movimenti regolari e controllati di uno scalatore? La potente battaglia mentale di un maratoneta e la conseguente imbattibile sensazione di successo?

Pensate alle cose che vi attirano e al tipo di attività fisiche che possono portarvici. Non spingetevi a diventare una persona fisicamente attiva, ma lasciate che l'attività fisica vi coinvolga a causa di ciò che rappresenta, al tipo di stile di vita cui è associata o a causa del concetto che vi sta alla base (tipo come imparare a liberare la vostra sessualità quando ballate o guardarvi dentro quando praticate lo yoga).

Tenete presente che la distinzione tra spinta e attrazione è leggermente diversa dalla motivazione estrinseca e intrinseca: non è necessariamente qualcosa che fate perché vi piace, ma un obiettivo così allettante che non potete fare a meno di farlo.

Essere responsabili fin dall'inizio

La responsabilità è una delle forme più potenti di motivazione estrinseca. La motivazione intrinseca vi porterà sempre più lontano e con meno problemi, ma rafforzarla con la responsabilità è un'idea eccellente per rendere il cambiamento di sé ancora più facile, soprattutto se per molto tempo avete avuto uno stile di vita sedentario.

Il modo più semplice per diventare responsabili fin dall'inizio è quello di impostare delle scommesse in denaro. Ci sono siti che possono aiutarvi a rispettare i vostri propositi, come www.stickK.com. Potete anche, semplicemente, dare un assegno o contanti a un vostro amico e farglielo spendere o darlo in beneficenza o a un'organizzazione che non sostenete (quindi c'è un incentivo migliore a non fallire), se non mantenete la parola data.

Siate specifici su ciò che volete raggiungere e sulla sua scadenza. L'idea funziona solo se non c'è modo di rinegoziare il contratto: o raggiungete l'obiettivo o perdete i soldi. Il dolore di perderli una volta rafforzerà la vostra decisione, la prossima volta che sarete nuovamente tentati di arrendervi.

Un altro modo per diventare responsabili fin dall'inizio è cominciare a esercitarsi con un amico.

Uno studio condotto da Brandon C. Irwin e colleghi presso la Michigan State University ha dimostrato che l'allenamento con un partner migliora le prestazioni degli esercizi grazie all'effetto Köhler, un fenomeno che si verifica quando una persona lavora più duramente come membro di un gruppo che non da sola[13].

Tuttavia, quando scegliete di allenarvi con un partner che è simile a voi in termini di attività fisica,

27

c'è il rischio che vi concediate reciprocamente delle scuse per non andare ad allenarvi.

Per questo motivo, trovate un compagno di fitness più esigente. L'ideale sarebbe trovare qualcuno con una routine di fitness già sviluppata, che vi spingerà ad allenarvi. Uno studio del 2012 suggerisce che lavorare con un partner leggermente migliore rende gli individui più perseveranti[14]. Quindi, per ottenere i migliori risultati, trovate qualcuno leggermente più atletico che vi aiuti a mantenere la nuova abitudine.

Come affrontare la sfida e superare la tendenza a procrastinare

Rimandare l'attività fisica è tipico delle persone che non hanno abitudini regolari di allenamento.

Ci sono tre ragioni comuni per procrastinare:

1. Non aspettate con ansia l'allenamento perché non vi piace.

Tra i tre motivi più comuni per rimandare l'allenamento, questo è il più facile da modificare. Proprio come alcune persone trovano decine di altri compiti quando devono studiare per un esame noioso, così alcune persone trovano qualcos'altro da fare quando dovrebbero allenarsi.

È un grande esempio di mancanza di motivazione intrinseca (non ottenere divertimento puro dall'esercizio fisico). Se di recente avete iniziato a praticare un nuovo sport ma raramente siete motivati a praticarlo, è probabile che non sia il tipo giusto di attività fisica per voi.

Il giusto tipo di esercizio dovrebbe attirarvi e, possibilmente, ossessionarvi fin dall'inizio. Se lo eseguite nel pomeriggio o alla sera, non dovrebbe essere una specie di spada di Damocle, un'altra cosa nella lista delle cose da fare. Dovrebbe essere qualcosa che non vedete l'ora di fare e che vorreste che arrivasse prima.

In un certo senso, il rimandare può essere uno strumento utile per aiutarvi a determinare cosa funziona per voi e cosa no. Se rimandate sempre, prima di studiare, forse state studiando le cose sbagliate. Se continuate a rimandare lo scrivere saggi e lo sostituite con, per esempio, la programmazione, forse è il vostro subconscio che vi dice che la vostra forza sta nel programmare, e che scrivere saggi è solo una distrazione.

Non risolverete il problema del rimandare se non troverete il tipo di esercizio che sentite essere *giusto* per voi. Come accennato in precedenza, l'idea di godersi l'esercizio fisico è uno dei concetti più importanti per introdurre un'abitudine regolare di allenamento. Ne parleremo più dettagliatamente in un capitolo successivo. Ecco dove imparerete come sconfiggere l'indugio, se è per questo motivo.

2. Per voi, l'allenamento non è automatico.

Anche se sapete che l'esercizio fisico vi fa bene e che vi sentirete bene durante e dopo, potreste comunque rimandarlo.

Il motivo di questo comportamento di solito è che non si tratta di un comportamento automatico per voi, e di conseguenza avete bisogno di forza di volontà per iniziare. Poiché il livello della vostra forza di volontà varia, è facile rimandare anche quando andate a fare esercizi che vi piacciono.

Il problema di fondo qui non è l'attività in sé, ma prepararvi a farla, indossando la tenuta da fitness, guidando verso la palestra di arrampicata più vicina o caricando la playlist per una sessione di jogging.

La soluzione è semplice: è necessario che rendiate l'allenamento così automatico da darvi la sensazione che sia come lavarsi i denti o fare la doccia nel corso della vostra routine mattutina. Non importano i livelli di forza di volontà; con queste cose non avete problemi perché fanno parte della vostra routine automatizzata, giusto?

Secondo Charles Duhigg, l'autore *de La dittatura delle abitudini: come si formano, quanto ci condizionano, come cambiarle*[15], un'abitudine consiste in tre elementi: segnale (innesco), azione e ricompensa.

James Clear, uno scrittore e ricercatore di psicologia comportamentale, formazione delle abitudini e miglioramento delle prestazioni, le definisce le 3 R della formazione dell'abitudine - *Reminder* (promemoria - segnale o innesco), *Routine* (azione) e *Reward* (ricompensa[16]).

Nel caso dell'esercizio, il segnale sarebbe il vedere le vostre scarpe da corsa vicino al letto al mattino, l'azione sarebbe indossarle e uscire per fare jogging, e la ricompensa sarebbe l'afflusso di endorfine. Se impostato correttamente, è un meccanismo auto-rinforzante che automatizza sempre più l'abitudine, fino a quando diventa naturale come lavarsi i denti al mattino.

Ci vuole una pratica costante per sviluppare un'abitudine, ma una volta che è parte della vostra routine quotidiana, non soffrirete più di problemi legati al posticipare. Scegliete un segnale che sia sempre lo stesso e che farete sempre seguire da un'azione specifica, che verrà rinforzata con una ricompensa specifica.

Alcuni buoni segnali da prendere in considerazione sono:

- un orario specifico in un giorno specifico. Per esempio, io vado a nuotare martedì o giovedì alle 7 del mattino. Dopo aver seguito una tale routine per diverse settimane o mesi, non potrete fare a meno di praticarlo per abitudine.

- un promemoria sul telefono (l'ideale sarebbe con un suono o una canzone particolari). Ero solito mettere una canzone specifica e fare flessioni mentre la ascoltavo. Anche oggi, la canzone mi ricorda sempre le flessioni.

- un comportamento già in essere. Ad esempio, se meditate al mattino, la meditazione può servire come spunto per fare gli esercizi subito dopo aver terminato la sessione.

Quando iniziate con una nuova abitudine di allenamento, iniziate in piccolo. Non dovete iniziare introducendo l'abitudine di correre per 60 minuti ogni singolo giorno. Anche correre cinque minuti intorno al quartiere è sufficiente per rendere automatico un nuovo comportamento. In effetti, è meglio iniziare il più possibile in piccolo in modo che, nel caso, ci sia una resistenza molto piccola. Come afferma Leo Babauta, blogger di ZenHabits.net, "rendilo così facile che non potrai dire di no"[17].

Quello che conta non è l'azione in sé, ma la costruzione dell'abitudine autorinforzante. Se avete già l'abitudine di fare esercizio un minuto al giorno, sarà molto più facile trasformarlo in 2, 5 o 10 minuti che non iniziare da subito una nuova abitudine di fare esercizio per 10 minuti.

Infine, non dimenticate una giusta ricompensa. Uno spuntino insalubre dopo l'esercizio fisico non è una buona idea, in quanto non vi aiuterà a raggiungere il vostro obiettivo finale di migliorare la salute.

Per fortuna, se scegliete il tipo giusto di esercizio per voi, la sensazione di divertimento sarà l'unica ricompensa di cui avrete mai bisogno. In alternativa, premiatevi con un pasto sano, un pisolino, un massaggio, una serata con gli amici: tutto ciò che vi fa sentire bene senza rovinare i progressi in palestra.

3. Siete abituati a uno stile di vita sedentario.

Se avete avuto uno stile di vita sedentario per gran parte della vostra vita, non aspettatevi di diventare una macchina da fitness in una settimana. Iniziate in piccolo e lavorate per eliminare la resistenza all'esercizio fisico.

Scelte semplici per muoversi un po' di più durante il giorno (fare le scale anziché prendere l'ascensore, non guidare se potete arrivarci camminando in 5 o 10 minuti) possono rimettere in moto la vostra volontà di diventare più attivi. Non programmate questi "esercizi". Sostituite solamente i comportamenti esistenti con modifiche meno comode, ma ancora gestibili, per introdurre più attività fisica nella vostra vita.

Non aspettatevi di non provare resistenza verso l'esercizio fisico se sono passati mesi o anni dall'ultima volta che vi siete impegnati in un'attività fisica, proprio come non dovreste aspettarvi di tirarvi su 10 volte alla sbarra se non avete mai fatto un pull-up in tutta la vostra vita.

Iniziate lentamente e lasciate che la resistenza si sciolga un po' alla volta e ogni giorno di più, fino a quando non troverete più così difficile introdurre un'abitudine volontaria di fare esercizio. Se affrettate le cose, aumenterete solo il rischio di lesioni o indolenzimenti e successivamente assocerete l'esercizio fisico a una cosa dolorosa.

COME MOTIVARSI A FARE DELL'ESERCIZIO FISICO: RIEPILOGO VELOCE

1. La motivazione estrinseca si concentra su ricompense e punizioni. Può prendere la forma del raggiungere un peso o una circonferenza vita specifici, attrarre un partner, evitare malattie, evitare la pressione da parte di altri o persino una scommessa in denaro.

Per la maggior parte delle persone, la motivazione estrinseca non è sufficiente per aiutare a introdurre un'abitudine regolare di esercizio fisico. Può essere però un'aggiunta valida a un gruppo di forti motivatori intrinseci e/o prosociali.

2. La motivazione intrinseca è focalizzata su ciò che è dentro di voi. In questo senso è autosufficiente, dal momento che nulla la controlla se non voi stessi. La motivazione intrinseca può assumere la forma del desiderio di migliorare, divertirsi o mettersi alla prova. Può anche prendere la forma dell'autoanalisi o dell'autoespressione.

La motivazione intrinseca è il combustibile principale che potete usare per introdurre un'abitudine di esercizio. Iniziate a scegliere un'attività che vi piace veramente e che pratichereste anche se non fosse associata ad altre ricompense, come un aspetto migliore, uno status più elevato, ecc.

3. La motivazione prosociale è focalizzata sul desiderio di aiutare gli altri. Volete fare qualcosa in modo da poter migliorare la vita di qualcun altro, aiutare qualcun altro a evitare il dolore o sostenere una causa in cui credete. Di solito è la fonte di motivazione più forte e duratura, che vi darà energia indipendentemente dalle circostanze.

Per trovare i vostri motivatori prosociali, pensate alle persone che vi stanno vicino e che potrebbero trarre beneficio dal vostro cambiamento (ad esempio, i vostri figli potranno godere di più attività fisica con voi come compagni, e di conseguenza crescere per essere adulti sani e attivi). Pensate alla vostra persona "perché" ogni volta che siete tentati di mollare. Se non riguarderà più voi, ma principalmente qualcun altro, sarà più facile attenersi ai nuovi propositi.

4. Potete spingervi verso un obiettivo specifico o lasciarvi tirare. La spinta motivazionale di solito è più debole perché dipende dalla vostra forza di volontà, e, nel momento in cui si esaurisce, anche la vostra motivazione verrà meno. L'attrazione motivazionale è migliore perché, invece di esercitare la vostra forza di volontà per raggiungere un obiettivo, lasciate che l'obiettivo vi coinvolga.

Nell'esercizio, potete trarre beneficio dall'attrazione motivazionale scoprendo un tipo di attività fisica che rappresenta qualcosa che vi attira. Può essere un certo processo, il concetto che vi sta dietro o uno stile di vita a esso associato.

5. La responsabilità è l'esempio di un tipo molto efficace di motivazione estrinseca. Anche se non è del tutto necessaria per aiutarvi a raggiungere i vostri obiettivi, è una valida aggiunta per le persone con una scarsa determinazione. Due tipi di responsabilità che potete introdurre nella vostra vita sono fare delle scommesse in denaro e avere un partner di fitness.

Nel primo caso, la paura di perdere denaro vi impedirà di rinunciare. Nel secondo caso, il vostro partner (l'ideale sarebbe qualcuno migliore di voi) sarà il sergente istruttore, che vi spingerà a continuare e vi riterrà responsabili.

6. Il rimandare di solito è causato dalla scelta del tipo sbagliato di esercizio, dal fatto di non avere un comportamento automatico o di essere così abituati alla pigrizia che tutti i tentativi di cambiamento provocano una resistenza schiacciante. Per risolvere questi problemi, assicuratevi di attendere con ansia la vostra attività fisica, sviluppare un'abitudine e ridurre gradualmente la resistenza introducendo piccoli cambiamenti nella vostra routine quotidiana.

Capitolo 2: Come trovare il tempo per l'attività fisica

Vi piacerebbe iniziare a fare esercizio, ma non riuscite a trovare abbastanza tempo per farlo? In effetti, state facendo fatica a portare a termine altri compiti importanti, figuriamoci aggiungere un'altra attività regolare al vostro programma.

Se solo aveste più tempo, potreste introdurre più attività fisica nella vostra vita. Ma è davvero il problema di fondo, qui, o ci sono alcuni modi in cui è possibile trovare un po' di tempo per fare dell'esercizio fisico regolare? Questo è quello di cui tratteremo in questo capitolo.

Inizieremo con un'idea estremamente importante, che dovrebbe rimanere in prima linea nella vostra mente ogni volta che dite "Non ho tempo per fare esercizio".

Discuteremo dei momenti migliori della giornata per fare esercizio, vedremo la differenza tra gli esercizi veloci e quelli dispendiosi in termini di tempo (e come regolarli per adattarli ai vostri tanti impegni).

Infine, vi fornirò alcuni suggerimenti specifici su come poter dedicare più tempo all'allenamento, anche se siete estremamente impegnati e non riuscite a trovare neanche 15 minuti al giorno.

Il primo passo: dare priorità alla salute

L'esercizio fisico può richiedere molto tempo e, per le persone impegnate, può essere estremamente difficile introdurre anche 15 minuti di allenamento al giorno. Tuttavia, questo vuol dire guardare le cose da un punto di vista a breve termine.

Ogni volta che dite che non avete tempo per l'esercizio fisico, state affermando che valutate la vostra salute meno di qualunque altra cosa vi tenga impegnati. Ma quando vi viene chiesto dei vostri valori, non direste che il lavoro è la vostra priorità numero uno, vero? La maggior parte delle persone mette la salute al primo posto nei valori fondamentali della propria vita. Eppure, le loro routine quotidiane non riflettono questo fatto.

41

Come asserisce il detto, se non hai tempo per la salute, dovrai trovare il tempo per la malattia. È vero al 100%. Numerosi studi dimostrano che la mancanza di esercizio fisico è una delle principali cause di malattia.

Ad esempio, un articolo del 2012 afferma che "il corpo si disadatta rapidamente a causa di un'attività fisica insufficiente e, continuando, provoca una riduzione sostanziale sia degli anni di vita totali che della loro qualità. Esistono prove conclusive che mostrano come l'inattività fisica sia una causa importante della maggior parte delle malattie croniche. Inoltre, l'attività fisica previene, o ritarda, le malattie croniche, implicando che la malattia cronica non debba essere un esito inevitabile nel corso della vita"[18].

Un altro articolo del 2012, sugli effetti dell'inattività fisica sulle principali malattie non trasmissibili in tutto il mondo, ha stimato come l'inattività fisica causi il 6% del carico malattia delle malattie coronariche, il 7% dei casi di diabete di tipo 2, il 10% dei tumori al seno e il 10% dei tumori al colon. In generale, l'inattività causa il 9% della mortalità prematura[19].

Questi numeri sono molto prudenti, in quanto i dati relativi ai livelli di attività fisica sono stati autosegnalati, e le persone notoriamente sopravvalutano l'esercizio fisico che praticano, proprio come sottovalutano quanto mangiano.

Uno studio del 2015 eseguito su oltre 334.000 uomini e donne europei ha riscontrato che può essere attribuibile alla mancanza di attività fisica il doppio dei decessi rispetto a quelli correlati all'obesità[20]. Gli autori dello studio hanno condiviso un fatto sorprendente: praticare un'attività fisica equivalente a una camminata veloce di 20 minuti ogni giorno (bruciando tra 90 e 110 calorie) porterebbe una persona fisicamente inattiva a un gruppo "moderatamente inattivo", il che ridurrebbe il suo rischio di morte prematura dal 16 al 30%.

Potrei citare la ricerca scientifica sui pericoli dell'inattività fisica per tutto il giorno, ma penso di aver già dimostrato quello che volevo: non potete permettervi di *non praticare* esercizio, e la mancanza di tempo non è un motivo per non praticarlo.

Diciamo che non facendo esercizio risparmiate due ore e mezza alla settimana (la quantità di attività fisica settimanale consigliata dal Department of Health and Human Services[21]). Sono circa 22 minuti al giorno, o 130 ore all'anno.

Vi sembra molto?

Quindi, considerate quanto tempo vi ci vorrà per recuperare, se vi ammalate a causa della mancanza di attività fisica. Anche un semplice raffreddore può portare a pochi giorni di diminuzione della produttività e denaro aggiuntivo speso per i farmaci. E non parliamo nemmeno delle malattie croniche che costano migliaia di euro l'anno e centinaia di ore sprecate per visite mediche, controlli regolari, tempo trascorso a cercare come sentirsi meglio, ecc.

Se vi mettete in mente questi calcoli e vi ricordate di essi ogni volta che dite "Non ho tempo per fare attività fisica", vi accorgerete che si tratta di un pessimo scambio, tra il risparmio di 22 minuti al giorno e la perdita potenziale di più tempo, più avanti, perché state malissimo.

Inoltre, non abbiamo ancora considerato ulteriori lati negativi dell'inattività fisica come:

- minore capacità di affrontare lo stress, l'ansia e/o la depressione (l'esercizio fisico può alleviare i sintomi dei clinicamente depressi[22], abbassare la soglia di ansia[23] e curare sia la depressione che l'ansia[24])

- diminuita percezione della vostra bellezza (l'esercizio migliora l'autostima nelle donne[25], ed è ancora più efficace se praticato all'aperto[26])

- ridotta capacità intellettiva (l'esercizio migliora la funzione cognitiva nei giovani maschi adulti[27] e previene il declino cognitivo che inizia dopo i 45 anni[28])

- minore produttività (l'esercizio fisico aumenta produttività[29] ed energia[30])

- peggiore creatività (l'esercizio migliora la creatività[31])

- sonno peggiore (l'esercizio fisico migliora il sonno[32])

45

Eppure, preferireste risparmiare 22 minuti al giorno che migliorare enormemente la qualità della vostra vita e aiutarvi a fare di più in meno tempo? E questo elenco è solo una piccola selezione di tutti i vantaggi forniti dall'attività fisica.

Se vi dicessi che investire 25 minuti al giorno nell'attività fisica vi darebbe un'ulteriore ora di produttività ogni giorno, vi mancherebbe ancora il tempo per fare esercizio? Se vi dessi 60 euro per 25, mi direste ancora che non avete soldi?

Quando dovreste allenarvi?

La maggior parte delle persone che hanno orari di lavoro regolari scelgono di allenarsi al mattino o nel tardo pomeriggio o alla sera. Ci sono vantaggi e svantaggi in ognuno di questi periodi, quindi prendete in considerazione i consigli che condividerò qui sotto come linee guida generali per adattarvi al vostro programma giornaliero.

Allenarsi al mattino

Vantaggi:

Il principale vantaggio dell'allenamento al mattino è che avete un sacco di energia. È più allettante rinunciare all'esercizio fisico nel pomeriggio o alla sera quando siete stanchi dopo un'intera giornata di lavoro o di cura delle faccende domestiche.

Inoltre, se vi allenate al mattino, avrete finito con l'esercizio fisico per tutta la giornata: è fuori dalla vostra mente e non dovrete più ricordarvene.

Non ostacola la vostra vita sociale (non molti vogliono incontrarsi alle sette del mattino) e vi dà qualcosa di cui essere orgogliosi subito dopo il risveglio, offrendovi una bella sensazione di essere produttivi.

Nel caso vi allenaste in una palestra, un ulteriore vantaggio è che sarà vuota o con pochissime persone. La visione di una palestra affollata nel tardo pomeriggio non fornisce una grande motivazione, vero?

L'attività fisica al mattino - a stomaco vuoto - è anche utile per perdere peso. Come dimostrato da uno studio britannico del 2013, le persone possono bruciare fino al 20% in più di grasso corporeo esercitandosi al mattino a stomaco vuoto[33].

Svantaggi:

Il tempo al mattino è solitamente limitato, e se volete praticare uno sport che può essere fatto solo in un luogo specifico (ad esempio, arrampicarvi in una palestra di arrampicata) è possibile che non sia ancora aperto. Per questo motivo, la mattina è meglio per l'esercizio che non richiede molto tempo e può essere praticato a casa, in zona o in un luogo che è aperto molto presto (come una palestra).

In alcuni casi, gli allenamenti del mattino possono anche rappresentare una sfida più grande per la vostra forza di volontà rispetto al pomeriggio. Può essere terribile svegliarsi presto la mattina, rendersi conto che fuori siamo sotto zero e lasciare il letto caldo per fare attività fisica.

Infine, il mattino non va bene per gli sport di squadra. Di solito vengono fatti nel tardo pomeriggio o alla sera, e non potete aspettarvi di convincere tutta la vostra squadra a fare una partita alle sei del mattino.

Suggerimenti:

Tra le attività fisiche che funzionano bene al mattino vi sono:

- fare jogging o camminare a ritmo sostenuto (incluso il nordic walking). Non è necessario farlo in un luogo specifico (anche se, ovviamente, farlo in una foresta o in un parco è più piacevole che attraversare la città) ed è un buon modo per iniziare la giornata. Anche una sessione di 20-30 minuti è sufficiente per darvi energia per il giorno che vi sta davanti, e si prende cura dei bisogni del vostro corpo in materia di attività fisica per quel dato giorno;

- qualsiasi tipo di esercizio fatto a casa, sia con macchine che con pesi liberi. Se avete una cyclette, pedalare per 20-30 minuti può far partire la giornata alla grande. Se avete una palestra in casa (o una palestra nel garage o nel seminterrato), allora dovrebbe essere la vostra prima scelta per l'esercizio al mattino. Una sessione di sollevamento pesi efficace non dovrebbe durare più di 45 minuti e sarà perfetta per fornire al vostro corpo una dose adeguata di esercizio fisico;

- yoga, pilates, tai chi e tipi simili di attività sono perfetti per il mattino. Non sono solo un buon modo per far muovere il corpo, ma anche per entrare in uno stato quasi meditativo che vi calmerà e vi preparerà ad affrontare la giornata;

- andare in bicicletta. Un rapido giro in bici al mattino, prima che il traffico pesante intasi le strade (se non ci sono aree parco o campagna vicino a voi), può essere un'esperienza rinvigorente e rilassante;

- esercizi di stretching (compreso il foam rolling). Se non avete molto tempo, provate almeno a fare un po' di streching base. Di solito pratico foam rolling al mattino per ridurre la tensione nei muscoli;

- nuoto. Molte piscine aprono presto la mattina. Se soffrite di mal di schiena (un problema condiviso da molti, oggigiorno) dovreste nuotare regolarmente. Uno studio giapponese del 1996 sul nuoto e il mal di schiena ha dimostrato che oltre il 90% dei pazienti riteneva di essere migliorato, dopo 6 mesi di partecipazione a un programma di nuoto[34]. Una revisione sistematica finlandese del 2009 ha anche confermato che il nuoto può essere potenzialmente vantaggioso per i pazienti che soffrono di lombalgia cronica e di lombalgia legata alla gravidanza[35].

Questi sono solo alcuni suggerimenti, ma ci sono molti altri sport che possono funzionare bene al mattino. Ad esempio, se giocate a tennis e c'è un tabellone da tennis vicino a voi (o se avete un compagno che si sveglia presto), può essere una piacevole routine mattutina per migliorare la circolazione e le vostre capacità.

Inoltre, se non dovete andare al lavoro al mattino, avete molte più opzioni tra cui scegliere, soprattutto se avete un partner con cui fare fitness, un amico o un coniuge che non deve andare a lavorare la mattina.

Allenarsi nel pomeriggio o alla sera

Vantaggi:

Il più grande vantaggio di allenarvi nel pomeriggio è che, se avete fatto tutte le altre cose pianificate per la giornata, siete liberi di praticare un certo sport senza rigidi limiti di tempo. Vi consente di dedicarvi a sport più lunghi, sport di squadra o attività fisiche di natura più sociale.

Tecnicamente potete fare arrampicata al mattino (se la vostra palestra è aperta abbastanza presto), ma gran parte del divertimento di questo sport deriva dal farlo insieme ad altre persone.

Lo stesso vale per altri sport che di solito praticate con altre persone, come tutti gli sport estremi (skateboard, surf, kitesurf, ecc.), gli sport di squadra (potete praticarli quasi tutti da soli, ma non giocarli), arti marziali, golf e altri tipi sociali di attività fisica come il ballo.

Svantaggi:

Il più grande svantaggio dell'attività fisica nel pomeriggio o la sera è che le persone di solito hanno meno energia dopo le 17:00, soprattutto dopo 8 ore di lavoro.

Se non potete allenarvi al mattino, e il pomeriggio o la sera sono le vostre uniche opzioni, assicuratevi che lo sport che state praticando sia qualcosa che non vedete l'ora di fare. Un buon test per stabilire se una certa attività fa per voi è se ci pensate durante il giorno: non vedete l'ora di farla o la sfuggite?

In passato, ero costretto a praticare il judo la sera come parte del mio curriculum al college. Temevo al solo pensiero ogni giorno perché non mi piaceva. Mi considero una persona autodisciplinata (non scriverei libri sull'autodisciplina altrimenti, giusto?), ma anche per me è impegnativo fare esercizio nel pomeriggio o alla sera, se è qualcosa che non mi piace.

Un altro inconveniente del fare attività fisica più tardi nel corso della giornata è che, in quei momenti, molti luoghi in cui si pratica sport sono affollati. Ciò può risultare un'esperienza frustrante che vi scoraggerà dal fare attività.

Il nuoto è una parte normale del mio programma settimanale, ma non lo faccio mai nel pomeriggio perché non mi piace l'idea di nuotare in una piscina affollata. È molto più tranquillo al mattino presto, quando posso avere tutta la corsia solo per me.

Quando pensate a quali tipi di sport praticare nel pomeriggio o alla sera, non dimenticate questo aspetto. A volte è meglio aspettare fino a tarda sera per eseguire il vostro allenamento piuttosto che andare nel pomeriggio, arrabbiarsi perché c'è troppa gente e fare un allenamento non ottimale, che è una cosa comune in una palestra durante le ore di punta.

Suggerimenti:

La maggior parte degli sport che ho consigliato di effettuare al mattino può essere praticata anche di pomeriggio o di sera, specialmente se cercate una durata maggiore (una corsa in bici di 90 minuti nel pomeriggio rispetto a una breve corsa in bicicletta di 20 minuti la mattina).

Tuttavia, se avete un pomeriggio o una serata più rilassati, potete passare questo tempo a praticare uno sport più impegnativo per più di 20-30 minuti, in modo da ricavare una dose maggiore di esercizio fisico in una sola sessione.

Avere il meglio di entrambi i mondi

Se le vostre giornate tendono a farsi impegnative nel pomeriggio, l'esercizio mattutino (almeno 20-30 minuti) dovrebbe essere una parte indispensabile della routine quotidiana, con l'attività pomeridiana come opzione aggiuntiva, se potete permettervi di ricavare un po' più di tempo per gli esercizi.

Se vi esercitate per 20 minuti ogni giorno al mattino, e ci aggiungete una sessione di 2 ore in un venerdì più rilassato, o due sessioni di 1 ora il sabato e la domenica, avrete fatto abbastanza esercizio in una settimana per godere dei suoi numerosi vantaggi.

Sono un grande sostenitore dell'avere determinati giorni destinati a determinati sport. Se riuscite a farlo, scegliete giorni specifici durante la settimana (e l'ideale sarebbe anche di avere ore specifiche) per praticare sport specifici. Pianificateli nel vostro calendario e non lasciate che qualcosa interferisca con i vostri piani. Cercate di capire che non si tratta di essere egoisti. Anzi, è proprio l'esatto contrario. Facendo esercizio fisico diventerete persone migliori, in modo da poter aiutare meglio gli altri.

Vado in palestra ogni lunedì, mercoledì e venerdì mattina. La mia routine non cambia mai. Anni di routine del genere hanno reso l'andare in palestra non solo un'opzione: è qualcosa che devo fare o sentirò che manca qualcosa. Se impostate anche giorni specifici per l'esercizio fisco e vi esercitate fedelmente su di loro, entro pochi mesi sperimenterete la stessa cosa.

Se non è possibile trovare il tempo di esercitarsi durante la settimana, pianificate l'allenamento per i fine settimana. Il sabato e la domenica sono perfetti per la pratica di attività fisiche che non sono necessariamente sportive. Ad esempio, pensate a una gita di un giorno in una zona naturale nelle vicinanze.

L'escursionismo è un'attività fisica non sportiva che può essere molto impegnativa ma anche estremamente gratificante, e fornisce un'esperienza che avvicina molto, quando la si pratica con la famiglia o gli amici.

Anche se per vari motivi non potete permettervi di praticare con regolarità alcun tipo di sport, dovrebbe esservi possibile fare escursioni o anche lunghe passeggiate di un'ora di sabato e di domenica, che vi porteranno a passare dall'inattività alla quantità minima consigliata di attività fisica.

Esercizi rapidi vs sport che richiedono tempo

Esistono innumerevoli programmi di allenamento per le persone impegnate: allenamenti di 7 minuti, allenamenti di 5 minuti, allenamenti di 3 minuti e così via. Sebbene questi programmi abbiano uno scopo, se li seguite, considerate questi esercizi rapidi come un modo per assicurarvi di fare un *po' di esercizio durante il giorno, ma non tutto quello che vi serve*.

Uno sport o altra attività fisica che praticate regolarmente e che potete fare per ore senza guardare l'orologio: questo è ciò che vi aiuterà a sviluppare un'abitudine permanente all'esercizio fisico. Esercizi rapidi raramente producono una sensazione di eccitazione, se mai lo fanno. Avete mai atteso con ansia una sessione di affondi o di saltelli?

20 minuti di esercizi a corpo libero al mattino ogni giorno sono fantastici. Sono sufficienti per iniziare la giornata con la nota giusta e sentirsi produttivi. Tuttavia, aggiungere anche solo una o due sessioni di esercizi da 60 a 90 minuti, di quelli che vi piacciono di più (ad esempio, nuotare, giocare a

57

tennis o andare in bicicletta) è ciò che vi porta da una categoria meno salutare a un'altra più salutare (diciamo da leggermente attivi a moderatamente attivi).

Per questo motivo, consiglio vivamente di non accontentarvi di un piano di allenamento generico solo per poter mantenere i vostri livelli di forma fisica. Trovate qualcosa che vi metterà in moto, e non solo vi farà mantenere la vostra attuale attività fisica, ma vi ispirerà a superare gli obiettivi di fitness.

Come crearsi più tempo per l'attività fisica

Se state lottando contro una mancanza di tempo, ecco qui di seguito alcuni tra i consigli più efficaci da usare per avere più tempo per l'attività fisica. Non si tratta di trovare più tempo, perché tutti noi abbiamo la stessa quantità di ore nel corso della giornata: si tratta di usare il vostro tempo in modo più saggio, e questo è il consiglio di cui si tratta qui sotto.

Delegare compiti regolari

Ci sono certe faccende che svolgete quotidianamente o settimanalmente, che vi prendono un sacco di tempo, e che altrimenti potreste impiegare nell'esercizio. Assumere qualcuno per eseguirle tutte sarebbe probabilmente troppo costoso per molte persone, ma assumere qualcuno che vi pulisca la casa per due o tre ore alla settimana non dovrebbe rappresentare un problema per il budget mensile.

Consideratelo un investimento per la vostra salute. Se riuscite a liberarvi due o tre ore a settimana per fare attività fisica, ridurrete il rischio di numerose malattie evitabili e costose. La pulizia settimanale non costa nulla paragonata ai costi elevati legati alla medicina (tra cui assicurazione, visite mediche, prescrizioni, tempo perso, ecc.).

Vi sono numerosi siti che offrono servizi vari da *freelancer*. In alternativa, cercate società di servizi di pulizie domestiche o guardate tra gli annunci.

Questo consiglio è ancora più importante per gli imprenditori e i liberi professionisti che lavorano a casa e passano il tempo a svolgere attività a basso rendimento che potrebbero essere esternalizzate ad altri, permettendo così loro di dedicare più tempo alle attività ad alto rendimento.

Se avete difficoltà a esternalizzare alcune delle attività giornaliere o settimanali, calcolate la vostra tariffa oraria e considerate quanto vi costano le pulizie di una settimana in termini di mancati guadagni. Se non siete disposti a lavorare per meno di 50 euro l'ora, ma passate 2 ore alla settimana a pulire (che costerebbe meno di 50 euro, se prendeste una colf), state perdendo 50 euro alla settimana.

Sostituire le abitudini quotidiane

Supponiamo che non riusciate assolutamente a trovare del tempo per allenarvi con il vostro programma attuale. Avete così tante cose da fare, ed è impossibile liberarvi di alcuni di questi compiti. Ok, va bene. Quindi, che ne dite di sostituire il modo in cui eseguite determinate abitudini quotidiane?

C'è la vecchia idea del pendolarismo in bici. Non sono un grande sostenitore di questa cosa (solo perché capisco quanto alcune città possano essere inadatte alle biciclette e quanto sia orribile pedalare durante l'inverno), ma può essere un'opzione da considerare durante la primavera e l'estate. Spesso, potreste andare a lavorare più velocemente in bicicletta che in auto, perché evitereste il traffico pesante.

Uno dei campi da tennis in cui vado dista circa 20 minuti in auto dal mio appartamento. Quando una volta ci sono andato in bicicletta durante le ore di punta, mi ci sono voluti circa cinque minuti in più, e quindi mi sono fatto altri 50 minuti di esercizio fisico mettendoci solo 10 minuti in più rispetto alla macchina.

Un'altra idea: quando dovete fare una lunga telefonata, andate a fare una passeggiata. Passerete comunque del tempo al telefono, quindi perché non fare una passeggiata, se non avete bisogno di avere qualcosa di specifico (documenti, computer, ecc.) sottomano?

Crearsi una palestra in casa o ridurre il numero di viaggi a casa

Se non avete tempo per andare in palestra, createvi una palestra in casa, in garage o in cantina. Io ho una palestra in cantina. Se non l'avessi, dovrei passare altri 30 minuti guidando fino alla palestra, il che comporterebbe fino a 90 minuti a settimana di tempo sprecato.

L'acquisto di attrezzature di base sarà probabilmente più costoso di un abbonamento mensile in palestra, ma recupererete rapidamente il vostro investimento risparmiando tempo e denaro sui futuri abbonamenti in palestra. È anche più facile fare leva sulla vostra forza di volontà, se avete una palestra in una stanza vicina e non in un edificio a qualche chilometro di distanza.

Se non riuscite a installare una palestra in casa, portatevi l'attrezzatura da palestra (o qualsiasi altra cosa di cui avete bisogno per praticare lo sport di vostra scelta) in auto, in modo da non aver bisogno di un altro viaggio a casa dopo il lavoro.

Il mio amico ha spesso un Aerobie (un anello volante) nel bagagliaio della macchina, durante l'estate. Se ci incontriamo, possiamo prenderlo e tirarcelo, facendo quindi un po' di piacevole esercizio mentre parliamo.

Avere appuntamenti e incontri attivi

Chi ha detto che dovete sempre incontrarvi con gli amici per un caffè o trovarvi per un appuntamento al ristorante? Diventate più creativi. Portate il vostro ragazzo o amico da qualche altra parte, dove entrambi potete fare un po' di esercizio e divertirvi. Vediamo:

- Un'escursione con un amico. Meglio lasciarla per i fine settimana; è un ottimo modo per fare un po' di esercizio e ricaricare le batterie.

- Un'arrampicata indoor con un/una ragazzo/ragazza. Distinguetevi e portatelo (la) in un posto più eccitante di un ristorante o di un cinema.

- Un fine settimana in kayak con il vostro partner. Esplorate il mondo da una prospettiva diversa per avere un po' di adrenalina.

- Acquistate un Aerobie, un frisbee con steroidi. È un modo divertente per passare un pomeriggio del fine settimana con un gruppo, gli amici o la famiglia.

- Fare una passeggiata. Se avete intenzione di incontrare un amico e parlare comunque, perché non farlo mentre camminate intorno al lago, in un parco o in un sentiero nel bosco?

- Andare in bicicletta. Questo è uno dei miei sistemi principali per fare esercizio durante la primavera e l'estate, con uno dei miei amici. Durante i mesi più freddi, lo sostituiamo con delle passeggiate.

Prendersi un contapassi

La maggior parte dei nuovi smartphone può essere trasformata in un contapassi con un'app gratuita. Una volta che siete coscienti del numero di passi che fate ogni singolo giorno, potete trasformarlo in un gioco, anche se non necessariamente vi passerete molto più tempo (ad esempio, dovrete scegliere le scale invece dell'ascensore, in modo da poter registrare più passi).

Come regola generale, fate 10.000 passi al giorno. Ricordate che non fate passi solo quando fate esercizio fisico, ma anche quando svolgete le faccende quotidiane o semplicemente camminate per casa.

Se vi piacciono numeri e dati, prendete in considerazione l'acquisto di un fitness tracker adeguato. Più rendete l'esercizio un gioco, più sarà facile iniziare e continuare a farlo, anche se non necessariamente ci passerete più tempo durante il giorno.

Fare esercizio in micro quantità

Se siete estremamente impegnati, potete comunque trovare pochi minuti di esercizio al giorno. Ad esempio, installate una barra di trazione in casa e fate un pull-up (o semplicemente la fase negativa del movimento, col corpo verso il basso) ogni volta che ci passate accanto. Farete qualche ripetizione al giorno, e questo è almeno un *po'* di esercizio che altrimenti non avreste fatto.

Un'altra idea è di fare delle micro pause (1-2 minuti) ogni 30-60 minuti circa per fare 10 squat o qualche push-up o semplicemente camminare per l'ufficio o per la casa.

Ancora una volta, questo tipo di esercizio non dovrebbe diventare il vostro sistema principale per fare qualche attività fisica, ma è comunque prezioso se non potete permettervi di dedicare più tempo all'esercizio in un dato giorno.

COME TROVARE IL TEMPO PER L'ATTIVITÀ FISICA: RIEPILOGO VELOCE

1. L'attività fisica offre una miriade di vantaggi per la salute e protegge da una moltitudine di malattie e disturbi della salute. Trascorrere anche solo 25 minuti al giorno a fare esercizio (la quantità minima consigliata di attività fisica) aumenterà la vostra produttività e vi proteggerà da decine di ore sprecate a stare male o a sentirsi non perfettamente bene.

L'attività fisica non è questione di avere tempo, ma di riuscire a riconoscere il valore di questo investimento. Grazie al miglioramento di energia, concentrazione, creatività e umore, 25 minuti al giorno possono comportare un'ulteriore ora (se non più) di tempo produttivo.

2. Allenarvi al mattino dovrebbe diventare una parte della vostra routine quotidiana, anche se sono solo 15 minuti di stretching o 20 minuti di bicicletta. Le persone sempre impegnate corrono il rischio di non riuscire a trovare il tempo per fare esercizio nel pomeriggio o alla sera. È più facile svegliarsi 20

minuti prima e fare i vostri esercizi che esercitare la forza di volontà o spostare il vostro programma di esercizio alla fine della giornata.

3. Se le mattinate sono le migliori per gli esercizi veloci che non necessariamente potreste aspettare con impazienza, gli allenamenti pomeridiani e serali dovrebbero riguardare cose divertenti.

Se non vedete l'ora che arrivi la vostra sessione di allenamento a fine giornata, non dovrete usare la forza di volontà per fare esercizio. Non solo: lo considererete davvero qualcosa che vi ricarica, qualcosa che non vedete l'ora che succeda. Quella spinta la renderà rapidamente un'abitudine permanente e indistruttibile.

4. Non dimenticate i fine settimana. Se non c'è assolutamente modo di trovare il tempo per esercitarsi durante la settimana, non ci sono scuse: dovrete trovare da una a due ore ogni sabato e domenica per fare attività fisica. Non deve essere uno sport specifico: anche una semplice camminata lunga o un'escursione contribuiranno a far muovere il corpo e

a fornire i vantaggi per la salute associati all'attività fisica.

5. Potete sfruttare il vostro tempo in modo più saggio per dedicare più tempo all'esercizio fisico. I sistemi principali per farlo includono la delega di alcune attività (come le pulizie), la sostituzione delle abitudini quotidiane (fare le stesse cose ma in modo più attivo, come scegliere la bici invece dell'auto), sistemarsi una palestra a casa o portare con voi gli attrezzi per il fitness, fissando appuntamenti e incontri attivi con gli amici (invece di andare in un bar), usare un contapassi che trasformi le attività giornaliere in un gioco divertente, e fare esercizi in micro quantità, come 5 flessioni ogni ora.

Capitolo 3: Come restare motivati per continuare ad allenarsi

Avete iniziato a fare attività fisica o la state facendo da un po' di tempo, ma potreste aver bisogno di aiuto per restare motivati.

In questo capitolo imparerete come rendere l'esercizio fisico parte del vostro stile di vita, e continuare a non vedere l'ora di allenarvi anche dopo mesi (o anni) dall'introduzione di questa abitudine nella vostra vita.

Gli alti e bassi ci sono con ogni abitudine, ma anche voi potete stabilire un'abitudine affidabile e duratura che non scomparirà mai più: proprio come lavarsi i denti o pettinarsi i capelli.

Definire gli obiettivi

Che abbiate lavorato per qualche settimana, mese o anno, è sempre utile avere una serie di obiettivi.

I vostri obiettivi dovrebbero essere SMART (specifici, misurabili, raggiungibili, realistici e legati al tempo). Ad esempio, se siete nuovi al jogging, il vostro obiettivo può essere quello di correre un chilometro senza il minimo sforzo entro tre mesi dall'inizio degli allenamenti.

Se avete appena iniziato a nuotare, impostate come obiettivo di nuotare 10 vasche di fila entro la decima sessione. Se vi arrampicate, il vostro obiettivo può essere quello di finire cinque percorsi via via più difficili in palestra entro la fine del mese successivo. Se avete iniziato a giocare a tennis, può essere di fare bene tre servizi di fila.

Questi obiettivi sono modi semplici per introdurre una struttura e un sistema di tracciamento dei vostri sforzi, così da poter effettivamente vedere i progressi: questa è una delle cose più importanti che vi motiveranno a continuare.

I vostri obiettivi non devono necessariamente essere legati allo sport stesso. Possono anche essere collegati al vostro aspetto (avere una pancia piatta entro la fine dell'anno) o a un senso generale di benessere (dopo sei mesi di allenamenti consecutivi non vi sentirete più stanchi per tutto il giorno).

Quando ho iniziato a nuotare regolarmente per la prima volta nella mia vita (prima, di solito andavo in piscina una volta ogni qualche settimana o mese, quindi non ero un buon nuotatore), mi sono fissato l'obiettivo di fare 5 vasche di fila con uno stile, quindi altre 5 con un altro. Nell'allenamento successivo sono passato a 6 vasche. Ho continuato lentamente ad aggiungere più vasche fino a quando non sono riuscito a nuotare per un'ora intera senza fermarmi.

La sensazione di realizzazione mi ha aiutato a restare in piscina durante il periodo iniziale dell'esercizio, il più difficile, quando era impensabile passare un'ora intera a nuotare senza fermarmi.

L'impostazione di obiettivi semplici e la possibilità di vedere progressi rapidi è ciò che rende certi sport più eccitanti di altri. Nell'arrampicata indoor, l'enorme quantità di percorsi diversi e le abilità completamente diverse necessarie per padroneggiarli è ciò che vi spinge a continuare ad allenarvi.

Recentemente ho terminato un percorso che cercavo di completare praticamente in ogni singola sessione delle ultime tre settimane. La sensazione di euforia che ho provato, al raggiungimento di questo traguardo, mi ha reso ancora più dipendente dall'arrampicata, e mi ha motivato a stabilire nuovi traguardi con percorsi sempre più difficili.

Se siete nuovi a uno sport specifico, imparate quali obiettivi sono realizzabili in un lasso di tempo relativamente breve (ad esempio, un mese circa) e concentratevi sul raggiungimento di questi obiettivi. Un progresso rapido, quando si è principianti, è immensamente utile nel cercare di sviluppare un'abitudine all'attività fisica regolare.

Mantenerlo fresco e stimolante

Se praticate un dato sport per un lungo periodo di tempo, le cose rischiano di diventare stantie.

Alcuni sport sono più facili da mantenere "freschi" rispetto ad altri. Nell'arrampicata, c'è sempre un nuovo ambiente per testare le vostre abilità, nuove vie da padroneggiare, tenute o appigli che richiedono più pratica. Potrebbero volerci anni prima di provare il *burnout* (esaurimento) per la prima volta.

In alcune attività, potreste aver bisogno di più creatività per trovare nuovi modi per rendere gli allenamenti divertenti e stimolanti. Oltre a fissare obiettivi "regolari" a lungo termine, aggiungete obiettivi che possano portare rapidamente a miglioramenti visibili.

Nel tennis, potete impostare un obiettivo per migliorare il dritto; ma se è già buono, allora i miglioramenti saranno probabilmente troppo piccoli per poterli notare rapidamente (e quindi non molto motivanti). Esercitare il dritto per renderlo ancora migliore dovrebbe rimanere parte della vostra routine, ma impostare un nuovo obiettivo relativo a un'abilità diversa, ad esempio la schiacciata, inietterà un po' più di divertimento nelle vostre sessioni di allenamento.

Nel jogging, prendete in considerazione il passaggio dal jogging normale a quello con sprint o allo sprint in salita. Cambiate completamente percorso. Iniziate a fare jogging con qualcun altro.

Cambiate playlist (o passate dalla musica ai podcast). Lavorate per migliorare la vostra velocità e non solo la resistenza.

Nel ciclismo, assicuratevi di variare i percorsi: andate in salita, in discesa, fate percorsi più lunghi, più brevi e così via. Se fate sempre lo stesso esatto giro in bici, è garantito che le cose diventeranno noiose rapidamente.

Quando praticate lo sport che avete scelto, spostate l'attenzione su qualcosa di nuovo, per introdurre novità negli allenamenti.

Quando faccio arrampicata, ad esempio, non provo solo percorsi completamente diversi e che richiedono abilità che uso raramente, ma a volte mi do anche un "tema" specifico per il giorno, ad esempio il bilanciamento o il gioco di gambe. Con solo alcuni di questi temi (giorno del gioco di gambe, giorno del bilanciamento, giorno delle dita, giorno delle pareti a strapiombo o endurance day con più diagonali), è facile rendere particolare e più interessante ogni vostro allenamento.

Non dimenticate la parte "impegnativa". Quando siete principianti, tutto è impegnativo, quindi tutto è motivante. Il primo vero servizio nel tennis, la prima parete scalata, il primo chilometro di jogging: tutto è nuovo.

Tuttavia, quando avete già alcune abilità, c'è la tentazione di attenersi a ciò che è facile e non avere più ciò che i buddisti Zen chiamano "la mente del principiante" o *shoshin*. L'insegnante Zen Shunryu Suzuki scrive nel suo libro *Mente zen, mente di principiante*, "Nella mente del principiante ci sono molte possibilità, nella mente dell'esperto ce ne sono poche"[36].

Esercitatevi con mente aperta e prontezza per ottenere il massimo da nuove opportunità di miglioramento. Un atteggiamento di entusiasmo e apertura farà sì che la noia non entri nei vostri allenamenti, garantendo ulteriore crescita e divertimento.

Non spezzare la catena

Uno comico itinerante sconosciuto si rese conto che, per migliorare la propria vocazione, doveva scrivere nuove battute ogni giorno. Costruì questa abitudine scrivendo una grande X rossa sul suo calendario, ogni giorno che riusciva a scrivere una nuova barzelletta.

Dopo diversi giorni, notò una breve catena di X che si stava formando sul calendario. Per quanto sciocco possa sembrare, non voleva che la sua catena si spezzasse, così continuò a scrivere nuove battute e a barrare i giorni sul calendario. Qualche settimana dopo, la sua nuova routine era avviata.

Oggi, Jerry Seinfeld è uno dei comici americani più famosi. La sua tecnica[37] può aiutare anche voi a rimanere motivati.

Saltare un giorno rende più facile saltare il successivo. E poi il successivo, e quello dopo ancora, e la vostra abitudine è andata. Provate la tecnica di Seinfeld e impostate l'obiettivo di sviluppare una lunga catena sul calendario (cercate "non spezzare la catena" o "calendario a catena" o "sequenza abitudine" per app utili per il vostro telefono, se non usate un calendario fisico).

A volte semplici promemoria sono sufficienti per andare avanti, e dovete solo continuare per qualche mese al massimo, così da costruire un'abitudine permanente che non scomparirà, se una volta saltate un giorno.

Avere un'alternativa per i giorni pigri

Possono verificarsi giorni pigri, quando non si è in vena di allenarsi, in particolare nei primi mesi in cui cercate di stabilire una nuova abitudine.

Se non avete voglia di andare in palestra, allacciare le scarpe da ginnastica o indossare gli indumenti da nuoto, potete fare un esercizio alternativo, a bassa resistenza, da svolgere al posto dell'attività principale.

Molte persone hanno la mentalità del "tutto o niente", con l'attività fisica. Tuttavia, non si tratta di un evento, ma del processo. Qualche esercizio è meglio di niente.

Se non potete imporvi di andare in palestra, alcuni esercizi a casa sono sempre meglio di niente. Permettono alla vostra catena di andare avanti e supportano il processo di creazione della nuova abitudine.

Se saltate completamente l'allenamento, senza fare un altro tipo di esercizio, rischiate di creare un precedente, rendendo così più facile non fare niente la prossima volta che vi sentirete pigri.

La vita non è sempre un navigazione tranquilla. In alcuni giorni non vi va di fare la vostra sessione di esercizi, anche se di solito non vedete l'ora. Rompere la resistenza e farlo comunque è ciò che rafforza la vostra abitudine e vi rende più perseveranti.

Come dice Rocky nel film *Rocky Balboa*, "Né io, né tu, nessuno può colpire duro come fa la vita. Perciò, andando avanti non è importante come colpisci. L'importante è come sai resistere ai colpi, come incassi. E se finisci al tappeto hai la forza di rialzarti. Così, sei un vincente".

In un mondo ideale, sfondereste sempre la resistenza. Nel mondo reale, se non riuscite a raccogliere abbastanza forza per agire nonostante la pigrizia, è sempre meglio fare qualcosa che niente.

È possibile sostituire la palestra con alcuni esercizi a casa. Potete nuotare per 15 minuti al mare o in un lago invece di andare per un'ora intera in piscina. Potete fare una corsa veloce di 20 minuti intorno al quartiere invece del solito percorso di 90 minuti, o anche solo fare qualche esercizio per le gambe a casa (ad esempio con una corda per saltare).

Questo consiglio si applica anche a quei giorni in cui sentite che vi manca forza o energia, non necessariamente a causa della pigrizia. Fare attività fisica al 75%, 50% o 25% di intensità o volume è sempre meglio che non farla affatto.

A volte, quando vado a nuotare, sento che la mia energia non è al 100%. Invece di lasciare la piscina e tornare a casa, faccio solo meno vasche e pause più lunghe, passo a uno stile di nuoto meno impegnativo per qualche vasca o provo qualcos'altro (ad es. a nuotare sott'acqua).

Non cadete vittima della mentalità "tutto o niente". Va bene fare qualcosa di più facile nei giorni in cui non avete voglia di fare niente. Basta lo sforzo di fare *qualcosa*.

Tenere un registro

Un articolo del 2011 sulla perdita di peso e l'impegno con un diario alimentare e di attività fisica basato sul web ha dimostrato che le persone che utilizzavano spesso gli strumenti di autocontrollo avevano maggiori probabilità di dimagrire rispetto a coloro che non li usavano frequentemente[38].

Tengo un registro di allenamento per le mie sessioni di sollevamento pesi e annoto i pesi sollevati in ogni sessione. Questo rende facile tracciare i miei progressi, ed è bello vedere piccoli miglioramenti in ogni ciclo di allenamento.

Uso un semplice foglio elettronico su Excel per il mio registro di allenamento, ma c'è una vasta selezione di app che potete scaricarvi sul telefono per tenere traccia dei vostri allenamenti.

Le app per fitness più popolari, per chi fa jogging o per chi cammina molto, non solo funzionano come contapassi, ma conservano anche i dettagli di ogni sessione come la distanza percorsa, la velocità, le calorie bruciate e così via.

Altre app facilitano il monitoraggio e l'aumento dei pesi sollevati durante ogni sessione per un'intensità ottimale o semplicemente vi rendono più responsabili, lasciandovi spuntare ogni giorno che fate allenamento.

Ricompensarsi

Piccoli premi alla fine di ogni allenamento possono aumentare la vostra motivazione nei giorni in cui non avete voglia di allenarvi.

A volte, quando vado a nuotare, non mi sento motivato a completare il mio solito numero di vasche. Tuttavia, quando mi dico che, dopo aver terminato il mio allenamento, mi rilasserò in una vasca idromassaggio per alcuni minuti, è meglio perché so che c'è qualcosa di bello che mi aspetta alla fine della sessione.

Non ho bisogno di alcuna motivazione per arrampicarmi, ma, quando sono in palestra, la visione di un buon pasto quando torno a casa, dopo una sessione dura, può darmi ancora più energia per arrampicare.

Se c'è una sauna nella vostra palestra, ripromettevi una sessione pigra là dentro, una volta finito l'allenamento normale. Se state andando fuori per una corsa, ditevi che potrete farvi un'abbuffata delle vostre serie TV preferite, senza sensi di colpa. Se siete doloranti dopo l'allenamento precedente e non avete voglia di allenarvi nuovamente, ripromettetevi un massaggio - ma solo se porterete a termine il vostro allenamento della giornata.

L'ideale sarebbe trovare ricompense sane... o almeno premi che non vi facciano perdere terreno. Uscire per una corsa di un'ora solo per mangiare un enorme pezzo di torta in seguito non è una buona idea. Meglio incontrarsi con gli amici per un caffè pomeridiano, dopo una corsa in bicicletta di 90 minuti.

Ascoltare musica, podcast o audiolibri

Uno studio del 2012 ha dimostrato che ascoltare musica riduce la percezione dello sforzo di circa il 10%, mentre vi allenate con intensità da bassa a moderata[39]. Inoltre, l'ascolto delle vostre canzoni preferite durante l'allenamento può ridurre la resistenza a impegnarsi nell'attività fisica.

Podcast o audiolibri possono anche essere una buona alternativa alla musica, se vi piace ascoltarli. Non possono ridurre la percezione dello sforzo, ma renderanno più facili i vostri allenamenti e forse vi daranno la sensazione che il tempo passi più velocemente.

Di solito non mi piace andare in bicicletta da solo, ma se non ci vado da qualche giorno e non riesco a trovare un partner, scarico alcuni podcast sul mio smartphone e li ascolto mentre pedalo. Questo rende più eccitante l'attività altrimenti noiosa del ciclismo.

Approfittare della fallacia dei costi sommersi

La fallacia dei costi sommersi è la tendenza a continuare a fare qualcosa, una volta che è stato fatto un investimento in risorse come denaro, sforzo o tempo, anche quando continuare non è più razionale[40]. In sostanza, è come buttare i soldi dalla finestra.

83

Ad esempio, le persone che hanno acquistato un biglietto del cinema, non rimborsabile, andranno comunque a vedere il film nonostante non lo vogliano davvero (perché altrimenti "sprecherebbero" i soldi spesi per il biglietto).

Nella maggior parte dei casi, la fallacia dei costi sommersi porta a decisioni irrazionali e ancora più sprechi, ma potete usarla a vostro vantaggio per rimanere motivati a fare esercizio: per esempio, pagate solo in anticipo l'abbonamento a 3, 6 o 12 mesi di palestra (o altrove) e cadete vittima dell'errore, così da avere più motivazione a non sprecarlo.

Di solito vado a nuotare una volta alla settimana. Non lo trovo piacevole come altre attività (anche se mi piace ancora), quindi un abbonamento di 3 mesi (nonostante sia estremamente economico) mi dà ulteriore motivazione per visitare la piscina almeno una volta alla settimana. Non voglio sprecare i soldi, anche se saltare alcuni allenamenti significherebbe perdere pochi euro.

Anche se questa tecnica da sola non garantisce che resterete motivati a fare attività fisica, è solo un altro strumento che vi aiuterà ad attenervi alle vostre risoluzioni, se tutto va bene per il tempo necessario a sviluppare un'abitudine permanente.

85

COME RESTARE MOTIVATI PER CONTINUARE AD ALLENARSI: RIEPILOGO VELOCE

1. Stabilire degli obiettivi - sia obiettivi legati alle prestazioni che generali - vi manterrà motivati sia nelle fasi iniziali dell'apprendimento di un nuovo sport sia quando lo praticate da mesi o anche da anni.

Rendete i vostri obiettivi specifici, misurabili, realizzabili, realistici e legati al tempo, ma non impazzite: se la ragione principale per l'esercizio è la salute e la forma fisica, non dovete tenere traccia di ogni singolo aspetto della vostra performance. Stabilite obiettivi semplici in modo da poter monitorare i vostri progressi e motivarvi grazie a quelli, non necessariamente per diventare atleti di livello mondiale.

2. Nel caso in cui siate più esperti in un dato sport, non stabilite solo nuovi obiettivi a lungo termine, ma anche obiettivi che porteranno a miglioramenti rapidi e visibili (di solito legati a cose in cui non vi esercitate spesso, ma che rappresentano un cambiamento benvenuto rispetto al primo

elemento di concentrazione). Queste divertenti "missioni di contorno" vi aiuteranno a divertirvi di più nelle sessioni normali.

3. Iniziate una catena sul vostro calendario e spuntate con una grande X rossa i giorni in cui praticate attività fisica. Sembra una cosa sciocca da fare, ma può essere sufficiente per aiutarvi a rimanere motivati fino a quando l'abitudine all'esercizio fisico non diventerà una cosa permanente nella vostra vita.

4. Non pensate in termini di "tutto o niente" durante i giorni pigri. Se non riuscite a imporvi di andare in palestra, indossare le scarpe da jogging o frequentare un corso di yoga, optate almeno per una facile alternativa: alcuni esercizi a casa, una breve passeggiata o un momento di stretching dinamico. È meglio di niente, e ridurrete il rischio di abbandonare completamente l'abitudine.

5. Tenete traccia dei vostri allenamenti. Anche annotarli su un pezzo di carta, con poche parole che descrivono la sessione, sarà sufficiente per monitorare i progressi e aumentare la vostra motivazione ad andare avanti, poiché vedete i progressi effettuati.

6. Concedetevi dei premi per l'esercizio fisico, specialmente nei giorni in cui non avete voglia di farlo. Assicuratevi che i premi vi siano utili, o almeno non vi riportino indietro nella vostra ricerca della forma. Pensate al rilassamento e al divertimento, non all'abbandono selvaggio.

7. La musica può ridurre la percezione dello sforzo durante l'allenamento. Se praticate da soli un certo tipo di attività, ascoltare la musica può essere un buon modo per rendere più attraente l'allenamento e per sentirlo meno faticoso. In alternativa, ascoltate podcast o audiolibri.

8. La fallacia dei costi sommersi (la tendenza a continuare a investire in cose nelle quali avete già investito, anche se non è più qualcosa che volete fare) può aiutarvi a restare motivati a fare esercizio. Fate un abbonamento di lunga durata per la palestra (o un abbonamento per qualsiasi luogo visitiate per fare sport) e ricordatevene, la prossima volta che non avrete voglia di allenarvi. Il cervello vi ingannerà in modo irrazionale, facendovi pensare che state

perdendo molto, lasciando che il vostro abbonamento scada. Di conseguenza, sarete più propensi a usarlo.

Capitolo 4: Come godersi l'attività fisica

Vi piacerebbe iniziare a fare attività fisica, ma la trovate noiosa o semplicemente non vi piace. Ma è sempre così noiosa? È sempre necessario avvicinarsi all'esercizio come se fosse spiacevole, quasi un compito da portare a termine?

Non necessariamente.

In questo capitolo tratteremo i suggerimenti più importanti su come iniziare a godersi l'attività fisica in modo da non dovervi più costringere a farla, ma attendendola con gioia. Ed è più semplice di quanto pensiate. Dovete solo imparare alcuni trucchi per evitare tipi di esercizi noiosi e trovare attività fisiche che vi diano dipendenza (in senso buono).

Fate questo e non odierete mai l'attività fisica

"Se il vostro allenamento vi sembra un lavoro, non vale la pena farlo", è una regola empirica che vi aiuterà a evitare esercizi sbagliati.

Certo, a volte ci vogliono più di una o due sessioni per imparare a godere di un'attività specifica, ma in genere è facile capire qual è che dà la sensazione di lavorare e quale invece dà la sensazione di giocare. In caso di dubbio, scegliete sempre il gioco.

Se ritenete che l'unica ragione per cui state facendo un certo esercizio sia perché è un bene per voi, in realtà per voi è un male. Può aggiungere un sacco di stress nella vostra vita introducendo un altro obbligo "per il vostro bene". L'esercizio cessa di essere un peso e diventa un'attività che migliora la qualità della vostra vita solo se vi piace e se lo fareste volentieri anche se non fosse accompagnato da vantaggi per la vostra salute.

Per questo motivo mi tengo lontano da tutti i tipi di lezioni di fitness strutturate, in cui l'attenzione non è sul divertimento e sulla bravura generale, ma sui vantaggi generali dell'esercizio.

Una regola generale è che se non ha un nome semplice che la maggior parte delle persone riconosce immediatamente e può immaginare di cosa si tratta, stateci lontani - a meno che non lo troviate davvero divertente.

"Esercizi brucia grassi", "lezioni di fitness per donne over 40", "fitness per stomaco piatto" o "fitness shock" sono tutti esempi di lezioni di fitness che probabilmente troverete noiose, o almeno non particolarmente coinvolgenti. Yoga, tennis, pallacanestro o golf possono fornire una fonte inesauribile di ispirazione e motivazione all'esercizio, perché in loro c'è molto più del bruciare il grasso addominale.

Se vi piace il fitness strutturato, benissimo: continuate a farlo. Se invece l'avete sempre detestato, ma sentivate che era un obbligo andare in palestra e farlo perché "ehi, si chiamano 'esercizi per la pancia piatta' ed è quello che voglio", lasciate perdere e fermatevi.

Per quanto continuerete a frequentare queste lezioni, non cesseranno mai di essere una sfida per la vostra forza di volontà e una ragione per procrastinare. Possono dare dei risultati, certo, ma perché soffrire così tanto se invece potete optare per qualcosa di più piacevole?

Chiedetevi cos'è che vi sembra divertente - indipendentemente da quanto possa sembrare sciocco o inappropriato per la vostra età, sesso, background, ecc. - e fatelo.

La pole dance vi affascina? Andate a farla. Sì, anche se siete uomini. Non siete meno che uomini perché scegliete la pole dance invece del sollevamento pesi in palestra.

Il Krav Maga vi sembra qualcosa che non vedreste l'ora di fare? Non siete meno donne se scegliete di padroneggiare questo sistema israeliano di autodifesa invece di indossare una canottierina rosa e frequentare corsi di aerobica.

Gettate via gli stereotipi e andate dove sta l'eccitazione. Lasciate che gli altri sudino sette camicie facendo esercizi che detestano, mentre voi muovete il corpo con un sorriso sul volto.

Potrei elencare un sacco di idee per lo sport qui, ma alla fine la vostra scelta finale dipenderà da ciò che è disponibile nella vostra zona, da come potete adattarlo al vostro programma, se vi dà eccitazione e se siete fisicamente capaci di farlo.

9 godibilissimi tipi di attività fisica non sportiva

Supponiamo che non riusciate a trovare uno sport che vi piacerebbe praticare. Oppure che non vogliate imparare nessuno sport in modo specifico. Tutto quello che volete è muovere il corpo in modo piacevole e salutare. Io penso che concentrarsi su uno specifico sport sia meglio, perché vi offre una struttura e un modo semplice per tenere traccia dei vostri progressi, ma ciò non significa che sia l'unica opzione possibile.

Di seguito sono elencate alcune attività fisiche che non si concentrano su uno sport specifico: sono solo dei buoni sistemi per diventare fisicamente attivi. Molti di questi vi chiedono di dimenticare di essere grandi, adulti e responsabili, e di abbracciare invece uno spirito infantile di gioco e di esplorazione.

1. Recarsi in uno specchio d'acqua

Andate al più vicino specchio o corso d'acqua - lago, oceano, mare, fiume, torrente, ecc. - e passateci un'intera mattinata o pomeriggio, con un gruppo di amici o familiari. Nuotate un po', attraversate a guado, fate una passeggiata o lanciatevi un frisbee.

Alcune ore trascorse in questo modo non vi sembreranno affatto un'attività fisica, ma vi daranno molte opportunità per far muovere il corpo.

2. Fare delle escursioni

Se vi trovate in uno splendido scenario naturale e lo state esplorando, poche cose sono meglio delle escursioni. Vi permette di beneficiare sia della natura che dell'attività fisica.

Le escursioni che richiedono alcune ore forniscono molto più della quantità minima di esercizio che dovreste fare ogni settimana. Esercitano inoltre diverse parti dei muscoli, soprattutto quando si fa un'escursione in montagna. Infine, non vengono avvertite come una noiosa serie di esercizi, e questo è quello che cerchiamo.

3. Stare dietro a un bambino

Se avete mai provato a tenere il passo con un bambino di 5 anni, sapete bene quanta energia abbia e quanto sia difficile non avere l'affanno nel cercare di partecipare a tutti i giochi che inventa.

Di conseguenza, è un tipo perfetto di attività fisica per chiunque non ami l'esercizio fisico regolare. Non sembra esercizio perché non è esercizio, è gioco puro. Serve anche un ruolo importante nel rafforzare il vostro legame con il bambino, che si tratti di un/una nipote o di una figlia o figlio, o del bambino di un amico o amica.

4. Giocare a Twister

Per favore, non dite che è solo per bambini. Persone di tutte le età possono divertirsi con giochi di destrezza, e se vi dedicate raramente a un'attività fisica che richiede equilibrio e flessibilità, Twister può essere un'ottima scelta per voi, la vostra famiglia o un gruppo di amici.

5. Ballare

Ballare è ancora un altro modo per impegnarsi in un'intensa attività fisica senza sentirla come un esercizio. Provate una danza tradizionale e non un programma di fitness per ballare come Zumba, che potrebbe sembrarvi più come una noiosa lezione di fitness che non danza, con l'arte che vi sta dietro.

Non importa che tipo di ballo praticate, se vi divertite. Poche ore di ballo a settimana, o una notte sfrenata ogni settimana, forniranno al vostro corpo abbastanza esercizio e vi faranno sentire come se aveste appena finito un allenamento (ma senza darvi la sensazione di un allenamento, mentre ballate).

6. Prendere un cane

I cani sono compagni perfetti per lunghe passeggiate. Un cane richiede almeno tre o quattro passeggiate al giorno, ciascuna di almeno 10 minuti, che in totale si traduce in circa il doppio della quantità minima di esercizio che dovreste fare ogni settimana.

Per fare ancora più attività, prendete un Frisbee per cani per allenare anche la parte superiore del vostro corpo. Non sentitevi sciocchi a inseguire il cane o a giocarci insieme.

7. Viaggiare

Viaggiare può essere un ottimo modo per fare più esercizio fisico, se si trascorre del tempo a esplorare le attrazioni locali e non solo ad esplorare quanto siano comode le sdraio della piscina.

Quando ci si trova in una città diversa o in un paese straniero, probabilmente si tenderà a camminare di più e ad impegnarsi maggiormente in attività sportive e fisiche in generale (ad esempio, escursioni o lezioni di surf) solo perché godersi appieno quei luoghi richiede di fare così (cos'è più bello, andare in autobus fino a Machu Picchu o percorrere davvero tutto il sentiero?)

8. Fare sesso

Per favore, non pensateci in termini di esercizio fisico e calorie bruciate, mentre lo fate. Il sesso è un modo naturale e potente di stringere legami, che può anche fornire alcuni vantaggi dell'esercizio fisico.

Uno studio del 2013 su 21 coppie ha confrontato gli effetti di un esercizio moderato su un tapis roulant con il sesso. Gli scienziati hanno scoperto che il sesso viene eseguito ad un'intensità moderata e "può essere potenzialmente considerato, a volte, come un esercizio fisico significativo"[41].

Anche se non è probabile che il sesso diventi il vostro modo principale per fare dell'esercizio fisico, la prossima volta che vi ritrovate a dire che non avete tempo per allenarvi ricordatevi che potete sostituirlo con un diverso tipo di "allenamento", che probabilmente non rappresenterà un grande onere per la vostra forza di volontà.

9. Giardinaggio e attività all'aperto

Il giardinaggio, specialmente fare cose come strappare le erbacce o rastrellare a mano, è un'attività calmante, quasi meditativa, che non solo può aiutarvi a ridurre lo stress, ma anche farvi muovere un po' e rendere più attivi i muscoli.

Anche altri tipi di attività all'aria aperta come spaccare la legna (invece di acquistare legna da ardere) o aggiustare le cose intorno alla casa sono considerati esercizi a bassa intensità.

Anche lanciare coltelli o accette, abilità che tecnicamente possono essere considerate sport, è un buon sistema per trascorrere del tempo fuori in modo attivo e fare un robusto allenamento.

Cosa succede se non è divertente?

Alcuni tipi di esercizi sono necessari, o almeno è consigliabile includerli nel programma di allenamento, ma non necessariamente sono eccitanti. Un buon esempio, nel mio caso, è lo stretching statico che dovrebbe seguire ogni singolo allenamento.

Per rendere lo stretching più piacevole, cerco di trovare quelle piccole cose che mi piacciono dell'attività, come la sensazione dei miei muscoli che si allungano o l'esperienza quasi meditativa del sopportare il dolore quando si tratta di stiramenti più dolorosi.

Se vi trovate a combattere con esercizi che ritenete necessari ma non divertenti, provate a scoprire tutti i piccoli modi per renderli più piacevoli. La musica può funzionare, in questi casi, e lo stesso vale per una particolare attività con un amico. Quando unite tutte queste piccole cose, è probabile che riusciate ad associare l'attività altrimenti sgradevole o noiosa con queste piccole cose divertenti.

Sebbene io non trovi divertente lo stretching e non lo farei, se non fosse necessario per la prevenzione degli infortuni e la flessibilità generale, non vedo l'ora di provare l'esperienza rilassante della sessione di stretching post allenamento (e in particolare i vantaggi relativi alla prevenzione degli infortuni associati, perché mi permette di godermi di più gli allenamenti divertenti).

COME GODERSI L'ATTIVITÀ FISICA: RIEPILOGO VELOCE

1. Le lezioni di fitness strutturate sono un buon modo per imparare a detestare tutti i tipi di attività fisica e a non attenderli con gioia. Questi tipi di attività di solito si concentrano sull'esecuzione di uno specifico esercizio e sull'impegno di una serie specifica di muscoli invece di fornire divertimento e padronanza di sé, quindi è meglio evitarli e scegliere qualcosa che vi ha sempre affascinato.

D'altra parte, se vi piacciono queste lezioni, continuate con ogni mezzo: la chiave è trovare qualcosa che per voi è divertente, indipendentemente da ciò che pensano gli altri.

2. Non dovete praticare uno sport specifico per dedicarvi all'attività fisica. Ci sono almeno nove modi per muovere il vostro corpo senza praticare uno sport in particolare. Queste idee includono: andare in uno specchio o corso d'acqua, camminare, occuparsi di un bambino, giocare a giochi di destrezza come Twister, ballare, giocare o passeggiare con un cane, viaggiare,

fare sesso, fare giardinaggio o altri tipi di attività all'aperto.

3. Se avete bisogno di effettuare un tipo specifico di attività ma non l'attendete con impazienza, rendetela più godibile scoprendo le cose piacevoli (ad esempio, la sensazione rilassante dell'allungare i muscoli) o rendendo l'esperienza più sopportabile, ascoltando la vostra musica preferita o facendola con un amico.

Capitolo 5: Come migliorare il recupero, prevenire le lesioni e gestire il dolore muscolare

Forse vi state esercitando da un anno o due e state lottando contro bassa energia, dolore o stanchezza. O ancora, ogni volta che iniziate una nuova routine di allenamento, avete così tanti dolori da farvi passare la voglia di fare attività fisica, e quindi tornate sulla vecchia strada.

Un motivo comune per cui la gente smette di allenarsi è l'indolenzimento, le lesioni o il dolore associato all'attività fisica. In effetti, il disagio fisico è probabilmente la parte più difficile da affrontare, quando si introduce un'abitudine all'attività fisica, per le persone abituate a uno stile di vita sedentario.

Dopotutto, è relativamente facile scendere dal divano e fare la prima sessione di allenamento; tutto diventa molto più difficile quando vi svegliate il

104

giorno dopo e ogni singolo muscolo del vostro corpo vi dà la sensazione di essere fritto.

Se state iniziando, l'indolenzimento muscolare è una garanzia. Anche un infortunio - persino uno piccolo che guarisce in pochi giorni - è un'eventualità, per un corpo non allenato. Questo potrebbe scoraggiarvi dal procedere con la successiva sessione di esercizi, e così vi farebbe interrompere la catena. Sfortunatamente, più tempo state lontani dall'allenamento, più sarà probabile che vi facciate ancora male dopo il prossimo.

L'indolenzimento muscolare del giorno dopo o DOMS (dall'inglese *delayed onset muscle soreness*) non può essere evitato, se non vi esercitate da molto tempo. Tuttavia, secondo Brad Schoenfeld e Bret Contreras, e contrariamente a quanto alcuni pensano, provare dolore muscolare dopo una sessione di allenamento non è un buon indicatore dell'efficacia dell'esercizio[42].

In altre parole, non cadete nella trappola di pensare che, se avete dolore, avete fatto un buon allenamento. È un modo di pensare contorto che può farvi associare il fitness al dolore, e porterà a problemi di forza di volontà. Inoltre, può portare a un infortunio, e ciò vi renderà impraticabile o addirittura impossibile attenervi alla vostra nuova abitudine.

Il DOMS non può essere completamente evitato, ma potete ridurne la gravità. Per quanto riguarda le lesioni, la maggior parte dei rischi può essere eliminata seguendo alcuni semplici suggerimenti. Di conseguenza, ridurrete il rischio di creare ulteriori ostacoli alle vostre abitudini di allenamento.

Dal momento che è difficile studiare il DOMS o il recupero e fornire prove conclusive sulle possibili terapie, le otto idee che seguono sono solo suggerimenti da provare e non sono metodi sicuri che funzionano per tutti. Ma, comunque, provateli la prossima volta che vi sentirete doloranti: è possibile che riusciate a ridurre la resistenza al prossimo allenamento.

1. Foam rolling

Dal momento che il rilascio auto-miofasciale (rilascio di tensione muscolare mirato) è una forma emergente di terapia, non ci sono ancora prove scientifiche conclusive (gli studi disponibili sono stati condotti su pochi partecipanti).

Tuttavia, una revisione sistematica del 2015 suggerisce come il foam rolling possa essere efficace come pre e post allenamento per ridurre il dolore muscolare[43]. Un'altra revisione sistematica del 2015 suggerisce anche che il foam rolling può migliorare il recupero[44] e rendere più facile continuare ad allenarsi agendo sulla forza di volontà.

Uno studio canadese del 2015 sul foam rolling e il DOMS hanno dimostrato che 20 minuti di foam rolling dopo l'esercizio (immediatamente dopo, 24 ore dopo e 48 ore dopo) hanno ridotto il DOMS in 8 partecipanti, in rapporto al tempo di scatto, alla potenza e alla durata della resistenza dinamica[45]. Questa non è affatto la prova definitiva che funzionerà anche per voi, ma è una buona idea da provare, dal momento che potrete solo trarne vantaggio.

Se volete provare come funziona il foam rolling sul vostro corpo, investite in un rullo e guardatevi dei video didattici su YouTube su come usarlo. Poi fate

107

foam rolling dopo ogni sessione di allenamento e, possibilmente, anche nei due giorni successivi (quando i muscoli saranno più doloranti).

Tenete presente che il foam rolling sarà doloroso, specialmente durante le prime settimane in cui dovrete affrontare tutte le tensioni accumulate nel corpo. Tuttavia, rilasciare la tensione e rilassare i muscoli vi aiuterà a sentirvi meglio in generale, rendendo così più facile l'esercizio.

Mentre scrivevo questo libro, ho usato religiosamente il mio rullo tre volte alla settimana per circa due anni. Trovo che sia uno strumento estremamente utile per ridurre la tensione alla schiena e ai polpacci, il che mi aiuta a ottenere risultati migliori durante gli allenamenti, oltre a ridurre il rischio di lesioni.

2. Farsi fare un massaggio

Il massaggio è stato riscontrato efficace nell'alleviare il DOMS, ma non nel migliorare la funzione muscolare. In altre parole, è utile per i benefici psicologici apportati dalla riduzione del dolore, ma non migliorerà il recupero fisico del corpo.

Uno studio del 2003 ha dimostrato che il massaggio eseguito due ore dopo l'esercizio non migliorava la funzione del tendine posteriore del ginocchio, ma riduceva l'intensità del dolore 48 ore dopo l'esercizio[46].

Un altro studio nel 2005 ha stabilito che un massaggio sportivo di 10 minuti a 3 ore dall'esercizio è efficace nell'alleviare il DOMS di circa il 30%. È anche utile per ridurre il gonfiore[47].

Tuttavia, un altro articolo del 2005 ha concluso che "il massaggio post-esercizio ha dimostrato di ridurre la gravità del dolore muscolare, ma di non avere effetti sulla perdita funzionale del muscolo"[48].

Infine, un articolo del 2013 sugli effetti della terapia del massaggio sul DOMS ha evidenziato prove inconcludenti dello stesso tenore: il massaggio può aiutare con il dolore, ma non con il miglioramento delle prestazioni[49].

Se state appena cominciando con l'abitudine all'allenamento, è possibile che l'indolenzimento vi impedisca di fare nuovamente esercizio dopo due o tre giorni. Se avete voglia di sperimentare, fatevi fare un massaggio (massaggio profondo sportivo, non il normale massaggio leggero rilassante) sui muscoli che sono stati i più attivi durante l'esercizio fisico. Anche se non aiuterà il recupero fisico, dovrebbe aiutare a ridurre il dolore e questo, a sua volta, renderà un po' più facile allenarsi di nuovo.

3. Bere caffè o tè

Sorprendentemente, la caffeina non solo serve a trasformare gli zombie in persone, al mattino, ma anche a ridurre i dolori muscolari.

Uno studio del 2013 ha dimostrato che l'assunzione di caffeina migliora le prestazioni immediatamente prima di un allenamento di resistenza della parte superiore del corpo. Inoltre, l'assunzione prolungata di caffeina nei giorni successivi all'esercizio riduce la percezione del dolore[50].

Ecco che avete un altro buon motivo per continuare a bere caffè o tè. Certo, le pillole di caffeina molto probabilmente funzionano meglio del bere tè o caffè, ma una bevanda molto più piacevole dovrebbe comunque aiutarvi non solo a darvi più energia per l'allenamento, ma anche a ridurre il dolore successivo.

4. Assumere nutrienti adeguati

Studi su campioni di piccole dimensioni suggeriscono che un'alimentazione corretta può aiutare sia con il recupero che con il dolore muscolare.

Ad esempio, uno studio del 2006 su 17 uomini ha dimostrato che l'integrazione con amminoacidi riduce la perdita di forza muscolare[51] associata all'esercizio fisico.

Uno studio del 2010 su 12 donne ha confermato gli stessi risultati: il danno muscolare può essere soppresso dall'integrazione di BCAA (amminoacidi a catena ramificata) prima dell'esercizio[52].

Il modo più semplice per assumere amminoacidi poco prima dell'esercizio è quello di consumare gli amminoacidi a catena ramificata (BCAA). Possono essere acquistati in capsule o in polvere in ogni negozio di integratori (e, molto probabilmente, anche nella vostra palestra).

Gli antiossidanti sono un altro pezzo del puzzle. Riducono l'infiammazione eccessiva, promuovendo così il recupero e riducendo il dolore.

Un articolo del 1996, sul ruolo delle vitamine e degli enzimi antiossidanti nella prevenzione dei danni muscolari indotti dall'allenamento, dichiara apertamente che "si può rispondere in modo affermativo alla domanda se le vitamine antiossidanti e gli enzimi antiossidanti svolgano un ruolo protettivo nel danno muscolare indotto dall'esercizio fisico. Gli studi sugli umani esaminati indicano che l'integrazione con vitamine antiossidanti può essere consigliata a quelle persone che eseguono con regolarità allentamenti pesanti"[53].

Uno studio del 2012 sui mirtilli e sui danni muscolari indotti dall'esercizio fisico ha dimostrato che un frullato di mirtilli prima e dopo l'esercizio accelera il recupero del picco di forza muscolare isometrica.

Esistono anche studi che riguardano gli effetti benefici del succo di ciliegia sul recupero.

Uno studio britannico ha dimostrato che bere 350ml di succo di ciliegia due volte al giorno per otto giorni riduce alcuni dei sintomi del danno muscolare indotto dall'esercizio fisico[54].

Un altro studio del 2011 concorda, dimostrando come il succo di ciliegia Montmorency riduca i danni muscolari causati da intensi esercizi di forza[55].

Anche un altro studio del 2010, sul succo di ciliegia acida assunto dopo la maratona, ha confermato gli stessi risultati. Come hanno osservato gli scienziati: "Il succo di ciliegia sembra fornire un valido strumento per favorire il recupero dopo un esercizio intenso, aumentando la capacità antiossidante totale, riducendo l'infiammazione, la perossidazione lipidica e favorendo così il recupero della funzione muscolare"[56].

Ultimo, ma non meno importante, uno studio americano del 2010 ha dimostrato che l'assunzione di succo di ciliegia acida per 7 giorni, prima e durante un faticoso evento podistico, può ridurre al minimo il dolore muscolare post-corsa[57].

Tutti questi studi suggeriscono che gli alimenti ricchi di proprietà antiossidanti e antinfiammatorie possono aiutare a ridurre il danno muscolare e il dolore durante l'esercizio fisico intenso. Fate scorta di bacche e succo di ciliegia acida e consumateli prima e dopo l'esercizio fisico: soffrirete meno dopo i primi allenamenti, e avrete più forza di volontà per continuare.

5. Riscaldamento, allungamento, raffreddamento

È importante far precedere ogni sessione di allenamento da un riscaldamento adeguato (pre-allenamento) e farla seguire da una routine di esercizi di rallentamento come saltelli, cyclette, jogging, ecc. L'obiettivo di un riscaldamento è quello di preparare il corpo all'esercizio e ridurre il rischio di lesioni. L'obiettivo di un raffreddamento è quello di aiutare la transizione del corpo dall'esercizio al riposo.

Un articolo del 2007 ha dimostrato che, per ricevere il massimo beneficio ed evitare lesioni, è necessario eseguire un protocollo di riscaldamento e stretching nei 15 minuti precedenti l'attività fisica[58].

Una meta-analisi del 2010 su 32 studi ha determinato che un riscaldamento migliora le prestazioni nel 79% dei criteri esaminati e che "ci sono poche prove a suggerire che il riscaldamento sia dannoso per gli sportivi[59]". Sono necessari studi più articolati per dimostrare il ruolo benefico di un riscaldamento, ma è sicuro dire che un riscaldamento è necessario, come ogni allenatore sportivo potrà dirvi.

Esistono due tipi di stretching ed entrambi sono necessari per la prevenzione degli infortuni, per migliorare il recupero e ridurre al minimo il dolore muscolare.

Il primo tipo è lo stretching statico, quello con cui probabilmente avrete più familiarità: tenere un allungamento da 30 a 90 secondi, solitamente con una sensazione di bruciore nei muscoli tesi.

Questo tipo di stretching dovrebbe essere eseguito solo dopo gli allenamenti e mai prima, perché può compromettere la forza causando instabilità articolare[60]. Una meta-analisi del 2013 ha concluso che l'uso dello stretching statico, come unica attività durante la routine di riscaldamento, dovrebbe essere generalmente evitato, a causa della riduzione di forza, potenza e prestazioni esplosive[61].

Lo stretching statico, quando fatto dopo un allenamento, è invece utile per il recupero e aumenta la forza, ma non è necessariamente utile per il DOMS (una meta-analisi del 2011 suggerisce che non riduce affatto il DOMS[62]).

Nel suo articolo, l'istruttore di addestramento fisico delle ex Forze speciali sovietiche, Pavel Tsatsouline, scrive: "I benefici apportati dallo stretching sono enormi. Lo stretching può aumentare la forza del 10%. È molto. L'uomo [il maestro di sport russo Alexander Faleev] spiega che 'quando si solleva un peso i muscoli si contraggono. E dopo l'allenamento i muscoli rimangono contratti per un po' di tempo. Il recupero non è altro che il ripristino della lunghezza dei muscoli. Fino a quando il muscolo non avrà ripristinato la sua lunghezza, non avrà recuperato. Quindi, chi non allunga i muscoli rallenta il processo di recupero e ritarda i suoi miglioramenti'. Inoltre, tensione e rilassamento sono due facce della stessa medaglia: 'se il muscolo dimentica come allungarsi, si contrarrà peggio. E questa è la stasi della forza'"[63].

Imparai la lezione sul potere dello stretching statico quando il mio terapista manuale mi consigliò di iniziare a farlo dopo ogni sessione di arrampicata, per il dolore alle articolazioni e delle dita dei piedi (entrambi malanni comuni tra gli scalatori principianti) e in generale per prevenire gli infortuni in tutto il corpo. Dopo solo una settimana, notai una notevole diminuzione del dolore e un grande miglioramento nella flessibilità generale durante l'arrampicata. Tre settimane dopo, il dolore era quasi inesistente. Da allora sono un credente.

Il secondo tipo di stretching è lo stretching dinamico, chiamato anche stretching balistico. Dovreste fare questo tipo di stretching prima dell'allenamento, insieme al riscaldamento. A differenza dello stretching statico, uno studio del 2008 ha rilevato che lo stretching dinamico migliora potenza, forza, resistenza muscolare, capacità anaerobica e prestazioni di agilità[64].

117

Quando ho iniziato a concentrarmi maggiormente sullo stretching dinamico e sui warm-up prima delle sessioni di arrampicata, ho ridotto l'insorgenza di piccoli dolori durante l'arrampicata e ho anche beneficiato di una maggiore flessibilità.

Spiegare come eseguire lo stretching statico o quello dinamico va al di là dello scopo di questo libro. Una rapida ricerca su YouTube vi fornirà tutte gli schemi necessari per uno stretching adeguato pre e post allenamento.

6. Fare la sauna

Uno studio tailandese e malese del 2015 ha dimostrato che fare la sauna prima dell'esercizio fisico può aiutare a ridurre l'indolenzimento muscolare del giorno dopo (DOMS) degli estensori del polso[65]. Questi risultati sono coerenti con i consigli generali che, se si desidera trattare l'indolenzimento muscolare, l'aumento del flusso sanguigno ai muscoli e il conseguente aumento dell'ossigenazione possono aiutarvi a stare meglio.

Lo specialista in medicina sportiva David Geier afferma, in un articolo sulle saune e il recupero, che una sauna "fa sudare e può aiutare a rilasciare endorfine. E il calore aumenta anche il flusso di sangue al muscolo e alla periferia del corpo, il che probabilmente aiuta i muscoli doloranti a stare temporaneamente meglio".

Sottolinea anche che, mentre sedere in una sauna non è una buona idea dopo un allenamento - stare in una sauna per più di cinque minuti è una forma di esercizio passivo che ritarderà il processo di recupero - trascorrervi qualche minuto prima dell'allenamento è un'idea migliore perché "può davvero aiutare a riscaldarsi e alleviare un po' del dolore muscolare immediato"[66].

Per riassumere, se anche una sauna post allenamento probabilmente non aiuterà molto, a lungo termine vi farà comunque sentire meglio temporaneamente, e vi preparerà psicologicamente per il prossimo allenamento. Per il massimo beneficio, prendete in considerazione alcuni minuti in una sauna prima dell'esercizio fisico.

7. Dormire

Il recupero corretto non può avvenire senza un sonno di alta qualità. Numerosi studi hanno dimostrato che la perdita di sonno, in particolare la perdita di sonno cronica,[67] in larga misura influenza negativamente la prestazione umana[68][69].

Una revisione del 2014 ha dimostrato che la privazione del sonno può avere "effetti significativi sulle prestazioni atletiche, in particolare sull'esercizio fisico submassimale e prolungato. Un sonno compromesso può anche influenzare l'apprendimento, la memoria, la cognizione, la percezione del dolore, l'immunità e l'infiammazione"[70].

Non c'è dubbio che il sonno sia una parte obbligatoria di un corretto regime di recupero. L'ideale sarebbe dormire un numero sufficiente di ore ogni giorno, e non cercare di recuperare il sonno nei fine settimana. Recuperare il sonno durante il fine settimana non eliminerà magicamente tutti i sintomi della mancanza di sonno[71], perché è necessario più tempo per risolvere la mancanza di sonno a lungo termine.

La cosa interessante è che la mancanza di sonno può aumentare la sensibilità al dolore, sia per il dolore acuto (che dura da meno di 3-6 mesi) che per quello cronico[72]. Se soffrite per un infortunio o avete del dolore cronico, dovreste fare ancora più attenzione a dormire a sufficienza.

Per quanto riguarda la quantità di sonno di cui avete bisogno, tutto dipende da come vi sentite. Dopo giorni particolarmente estenuanti (nuoto, tennis e arrampicata, tutti nello stesso giorno) dormo fino a 10 ore o più, se sento di averne bisogno. E al mattino non mi rimprovero perché non mi sono svegliato abbastanza presto. Le due ore aggiuntive che avrei potuto "guadagnare" se mi fossi svegliato prima avrebbero prolungato i miei tempi di recupero, riducendo anche la sensazione generale di benessere e le prestazioni.

8. Allenarsi di nuovo

Ultimo consiglio, ma non meno importante; ecco la notizia che probabilmente non vorreste ascoltare: uno dei modi migliori per ridurre il DOMS è allenarsi di nuovo.

L'ipoalgesia indotta dall'esercizio (aumento delle soglie del dolore e tolleranza al dolore grazie all'esercizio fisico) è stata dimostrata nell'allenamento di resistenza in sport come corsa, ciclismo e nuoto[73]. Se soffrite di dolori muscolari, andare in bicicletta, fare jogging o nuotare può temporaneamente aiutare a lenire il dolore.

Ogni volta che soffro di DOMS, di solito mi alleno di più nonostante il dolore. Durante l'allenamento non sentirete nemmeno lontanamente il dolore che vi aspettate di sentire, e questo si ridurrà comunque in misura notevole dopo l'allenamento.

Tenete presente che non è necessario impegnare i muscoli con la stessa intensità del giorno precedente. L'esercizio leggero, anche solo una semplice passeggiata per il dolore alle gambe, aiuterà.

Quando ciò che è risaputo può effettivamente ridurre la vostra forza di volontà

Molti atleti fanno docce fredde, usano la terapia di contrasto (alternando docce calde e fredde) o si immergono in acqua fredda per migliorare il recupero o ridurre il DOMS. È possibile che seguiate anche questo consiglio e riduciate inconsapevolmente la vostra forza di volontà, utilizzando questa terapia nel modo sbagliato.

La scienza non ha trovato prove concrete sul fatto che uno di questi metodi da solo sia sufficiente per ridurre il DOMS in modo percepibile. In effetti, vengono fuori sempre più studi che affermano che la terapia del freddo fornisce solo un effetto placebo, ma al contempo influisce negativamente sulle prestazioni.

Uno studio giapponese del 2015 ha evidenziato che il gruppo di partecipanti che utilizzava il raffreddamento dopo l'esercizio sperimentava aumenti significativamente inferiori, o nessun aumento, nella forza, nel diametro del muscolo e nella resistenza rispetto al gruppo non raffreddato[74].

In altre parole, dare ascolto a qualcosa di "risaputo" può effettivamente rendervi più deboli la prossima volta che vi allenate, e quindi demotivarvi verso l'allenamento.

Alcuni studi suggeriscono che esiste la possibilità che tali terapie possano - in misura molto piccola, statisticamente insignificante - aiutare con il recupero auto-riferito (e non con misure obiettive come una maggiore forza)[75].

Uno studio francese del 2010 dimostra che la crioterapia di tutto il corpo dopo un esercizio pesante può aiutare[76], anche se non riesco a vedere molte persone in cerca di una camera per crioterapia nelle vicinanze, a stare per tre minuti a -110°C subito dopo un allenamento, solo per migliorare un po' il recupero.

Come afferma lo specialista in medicina sportiva Gabe Mirkin: "Tutto quello a cui serve il raffreddamento è un effetto placebo"[77]. Se una prova aneddotica vi convince, può valere la pena provare una semplice terapia con docce fredde o impacchi di ghiaccio, se non altro per migliorare la percezione del vostro benessere o per l'effetto placebo (che comunque aiuta, giusto?).

Secondo un articolo di ricerca di Singapore del 2010: "Un approccio olistico al recupero darà una risposta migliore rispetto a una tecnica di recupero isolata"[78]. Se la terapia del freddo vi fa sentire bene e vi aiuta a mantenere la motivazione all'esercizio nonostante il dolore, continuate con ogni mezzo.

Tuttavia, secondo il professore di scienza dell'allenamento David Pascoe della Auburn University, se siete alla ricerca della massima forza, è meglio saltarla[79]. Come dice lui: "Se gli atleti sono molto doloranti, poi entrano in una vasca e ne escono sentendosi molto bene, avranno un allenamento migliore. Potrebbe essere sufficiente considerare il raffreddamento, se non siete preoccupati dei recuperi muscolari e della forza".

Se, tuttavia, sapete che il recupero ridotto diminuirà la vostra motivazione, concentratevi su un approccio più olistico di riscaldamento e stretching, seguendo altri metodi suggeriti di pre-allenamento per ridurre il DOMS, e semplicemente facendo esercizio nonostante il dolore.

Si noti, tuttavia, che ciò che abbiamo trattato si applica solo agli effetti della terapia del freddo sul recupero e sul DOMS; non è relativo agli altri benefici per la salute che può fornire (come il sollievo dal dolore in caso di lesioni).

Come farsi una pausa senza distruggere l'abitudine

Il buon senso farebbe pensare che, confrontando una persona che si allena 52 settimane all'anno con una persona che si allena 16-24 settimane all'anno, la prima sarebbe molto più forte della seconda. Tuttavia, come direbbe il preparatore atletico Jason Feruggia e qualsiasi allenatore di forza, gli aumenti nella forza non sono poi così tanto diversi, in questi casi, e gli atleti che riposano più a lungo possono effettivamente sperimentare aumenti maggiori[80].

Di conseguenza, le interruzioni sono buone per voi e possono aiutarvi a ottenere risultati uguali o migliori con meno sforzo, dato che sarete in grado di tornare alla vostra routine dopo una pausa. E qui sta il problema più grande: come si riprende l'abitudine all'esercizio fisico dopo che ce la siamo presa comoda per una settimana o due, o addirittura per un mese intero, nel caso di una pausa forzata a causa di una malattia o di un infortunio?

126

La cosa più importante da ricordare è di non smettere mai veramente di fare esercizio fisico. La completa inattività fisica ha un modo di promuovere la pigrizia cui è difficile sfuggire, una volta che la pausa è finita.

Se siete costretti a fare una pausa e dovete rinunciare a tutti i tipi di esercizio a causa di una malattia o di un infortunio, provate a muovervi un po', almeno per quanto il medico vi permetta di fare. Se state facendo una pausa per recuperare, fermatevi per una settimana o due con i vostri esercizi normali e più faticosi, ma continuate a fare altri esercizi a bassa intensità tipo passeggiare, andare in bicicletta, ecc.

Ogni dodici settimane, mi prendo una settimana o due in cui non sollevo pesi. Queste interruzioni riducono notevolmente la quantità di esercizio che faccio, ma servono solo come strumento di recupero per me e non mi causano alcun problema, una volta riavviata la routine. Prendermi una pausa dalla palestra non significa affatto smettere di fare esercizio fisico. Metto in pausa le sedute di sollevamento pesi per permettere al mio corpo di riprendersi mentre pratico altri sport, anche se di solito con intensità inferiore.

Inoltre, queste interruzioni servono un altro scopo importante: mi aiutano a rimanere motivato a sollevare pesi, prevenendo il generale esaurimento psicologico e fisico e/o le lesioni, che hanno una maggiore probabilità di verificarsi quando si è troppo allenati.

Se continuate a mantenere una sorta di routine di fitness anche durante una pausa, anche se si tratta solo di poche passeggiate alla settimana, sarà ancora sufficiente per aiutarvi a riprendere la routine precedente, una volta che sarete pronti.

Che cosa succede se tornare alla vostra vecchia routine significa sperimentare i vecchi problemi che non vi aspettate, come muscoli indolenziti e una riluttanza generale a fare esercizio fisico, anche se sapete che vi piacerà, una volta tornati a farlo?

In tal caso, iniziate lentamente e aumentate gradualmente l'intensità fino a quando non vi sentirete tornare alla forma e alla mentalità precedenti. Quando torno in palestra dopo una pausa di una settimana, non inizio con i pesi che ho sollevato l'ultima volta che ci sono stato. Riduco l'intensità del 10%, il che rende l'allenamento ancora solido, ma non così impegnativo da non riuscire a muovermi, il giorno dopo.

Lo stesso consiglio vale per altri tipi di sport. Se andate in bici per 2 ore quattro volte alla settimana, e fate una pausa di 14 giorni dal ciclismo, non iniziate con le solite quattro sessioni settimanali di 2 ore l'una. Andateci piano, iniziando, la prima settimana, con due o tre sessioni da 90 minuti. Questo permetterà al vostro corpo di riabituarsi più facilmente alla routine precedente, riducendo così il dolore e la riluttanza generale verso l'esercizio.

È una buona idea sviluppare il proprio sistema di recupero e rispettarlo religiosamente. Ad esempio, come ho già detto, mi prendo sempre una settimana di pausa dalla palestra ogni tre mesi. In aggiunta a ciò, mi assicuro di aumentare il numero di giorni di recupero da altri sport (come l'arrampicata) ogni volta che sento di avere poca energia. Solo un giorno di riposo in più può avere effetti enormi sulla vostra motivazione generale, aiutandovi così a rendere permanente la vostra routine di fitness.

Tuttavia, non cadete nella trappola di fare delle pause per capriccio. Pianificatele in anticipo, in modo da evitare di fare delle interruzioni dettate dall'emotività, solo perché non avete voglia di allenarvi in un dato giorno. Un simile comportamento può portare alla distruzione della vostra abitudine e alla riduzione della motivazione.

Infine, non sentitevi in colpa se fate delle pause. Se ve le prendete settimane o mesi dopo aver sviluppato un'abitudine permanente all'esercizio fisico (e non la prima volta che affrontate degli ostacoli), non vi faranno male e potranno solo esservi di aiuto.

COME MIGLIORARE IL RECUPERO, PREVENIRE LE LESIONI E GESTIRE IL DOLORE MUSCOLARE: RIEPILOGO VELOCE

1. Se iniziate ad allenarvi, il dolore muscolare è garantito. C'è anche un rischio più elevato di infortuni, specialmente se il vostro corpo non è abituato a fare esercizio fisico. Di conseguenza, imparare a utilizzare diversi modi per gestire il DOMS (l'indolenzimento muscolare del giorno dopo), migliorare il recupero e prevenire gli infortuni, alla fine paga.

Il foam rolling post-allenamento è un modo efficace per ridurre l'indolenzimento muscolare a insorgenza ritardata e prevenire le lesioni. Anche il massaggio sportivo è utile, ma aiuta solo a ridurre il dolore psicologico. Bere caffeina ha dimostrato di diminuire anche la percezione del dolore.

Anche una corretta alimentazione può favorire il recupero e ridurre il dolore dopo l'esercizio. Assumere amminoacidi essenziali sotto forma di

BCAA (amminoacidi a catena ramificata) può aiutare, così come pure cibi che riducono l'infiammazione ricchi di antiossidanti, come mirtilli o succo di ciliegie acide.

Lo stretching dinamico prima degli allenamenti aiuta a migliorare le prestazioni e riduce il rischio di lesioni, mentre lo stretching statico dopo gli allenamenti aiuta a ottimizzare il recupero. Non dimenticate le giuste routine di riscaldamento e raffreddamento, perché aiutano il vostro corpo a prepararsi per l'esercizio (o ad aiutarlo a passare dall'allenamento al riposo) e a prevenire le lesioni.

Fare una sauna dopo un allenamento è un'altra strategia che può aiutare a ridurre il dolore e a sentirsi meglio, anche se fornisce soprattutto effetti psicologici temporanei. Per una dose aggiuntiva di riduzione del dolore e di riscaldamento, prendete in considerazione una breve sessione di 5 minuti nella sauna prima dell'allenamento.

Non dimenticate che il recupero, fisico e psicologico, non può avvenire senza un sonno di alta qualità.

Infine, uno dei modi più efficaci per affrontare il dolore e aiutare il corpo a recuperare più velocemente è quello di allenarsi nuovamente. Anche una camminata a bassa intensità può aiutare a ridurre il dolore.

2. Una popolare terapia del freddo per migliorare il recupero e la riduzione del DOMS può effettivamente essere dannosa per le prestazioni dell'allenamento successivo, rendendo così più probabile la rinuncia all'esercizio fisico. Gli studi sono inconcludenti, ma suggeriscono che il ghiaccio fornisce solo un effetto placebo per il DOMS e ha senso solo per i vantaggi psicologici e non per la massima forza e resistenza.

3. Quando si fa una pausa dall'esercizio fisico, non interromperlo mai del tutto. Provate a fare una qualche attività fisica, in modo che, quando riprenderete la routine, non aumenterete drasticamente e nell'immediato la quantità di esercizio che fate.

Le pause regolari, quando non sono fatte per capriccio ma programmate in anticipo prima di sviluppare infortuni o esaurimento, possono aiutarvi a rimanere motivati a fare attività fisica per gli anni a venire. Non sentitevi in colpa per averle fatte. Se fatte correttamente, vi aiuteranno solo a progredire.

Capitolo 6: Altri problemi relativi all'attività fisica

Ci sono molti problemi, relativi all'esercizio fisico, che ho trattato solo in parte nei capitoli precedenti o che non ho mai trattato prima, ma sono parti importanti dell'equazione per creare un'abitudine costante all'attività fisica.

In questo capitolo parleremo di come trattare con altre persone e del loro approccio all'esercizio fisico, o del loro approccio a voi che fate esercizio. Il supporto (o la sua mancanza) può creare o distruggere i vostri piani di fitness, ed è importante sapere come affrontare questo problema.

In secondo luogo, parleremo della gestione delle vostre aspettative (impostare quelle sbagliate vi scoraggerà dal fare esercizio) e affronteremo il problema dell'autocritica, del disagio e della scarsa autostima durante l'attività fisica.

Infine, vedremo le stagioni e il modo in cui influiscono sulle abitudini di esercizio (e cosa potete fare per attenervi alla vostra abitudine nonostante gli inverni rigidi).

Come trattare con altre persone

Come accennato brevemente nel prologo, uno studio nel 2009 ha rilevato che la mancanza di sostegno è la barriera numero uno all'attività fisica, precedendo anche la mancanza di forza di volontà. Ciò significa che altre persone possono fare o distruggere i vostri propositi, e la loro influenza ha molto a che fare con come vi sentite e apparite.

Nello scenario più comune, quando iniziate a fare esercizio, uno o più dei vostri amici (o membri della famiglia), inutili e fisicamente inattivi, iniziano a prendersi gioco di voi o a mostrare resistenza al cambiamento in una varietà di altri modi. Questo essenzialmente comunica: "Non provate a cambiare in meglio la vostra vita". Perché, se lo fate, sarà ovvio che sono loro a non essere in grado di apportare tali cambiamenti, o forse a non volerli.

Ci sono decine di modi diversi per affrontare questo problema, ma l'unico consiglio che ho trovato davvero utile è quello di concentrarsi su voi stessi e ignorare ciò che dicono gli altri.

Tutto si riduce al fidarsi di voi stessi e delle vostre decisioni. Se sapete che l'esercizio fisico cambierà la vostra vita in meglio, perché mai dovreste lasciarvi influenzare dagli altri e smettere di migliorare? Per paura di essere giudicati da loro?

Ora, non credo che dobbiate essere dei lupi solitari che cercano di cambiare la propria vita senza alcun sostegno. Ma ignorare gli altri e aver fiducia in voi stessi è il primo passo. Il secondo passo è circondarvi di persone che condividono il vostro atteggiamento.

Fortunatamente, quando iniziate ad allenarvi, sarà estremamente facile fare amicizia con altre persone che vogliono cambiare la propria vita o l'hanno già cambiata.

Nella palestra di arrampicata che frequento si può incontrare una grande varietà di persone. La stragrande maggioranza di loro condivide una cosa: amano l'arrampicata e danno sostegno agli altri che condividono la loro passione.

Che siano mamme single di 40 anni, studenti in sovrappeso di 25 anni o uomini panciuti di 55, la maggior parte di loro sarà felice di darvi consigli, fornirvi guida e sostegno in modo da poter imparare lo sport. Le amicizie avvengono naturalmente, quando entrambi provate a fare lo stesso boulder o tentate di scalare la stessa via di arrampicata.

Le cose non sono diverse in altri luoghi popolati da appassionati di sport. Se andate in palestra, lo staff e gli altri frequentatori della palestra vi aiuteranno. Se volete imparare a ballare, altri ballerini appassionati saranno lì per aiutarvi.

Se la mancanza di supporto vi preoccupa molto, scegliere uno sport che possa essere praticato insieme ad altri renderà più facile fare amicizia con persone che vi sostengono (e vi aiuterà a ignorare le persone che non sono utili).

Quando è possibile, è meglio trovare un alleato in un amico o in un familiare; ma se questo non è possibile, guardatevi attorno e fate nuove amicizie. Non c'è nessuna regola che vi proibisca di crearvi nuovi amici di sostegno quando imparate un nuovo sport.

In alternativa, prendete anche in considerazione la partecipazione a un forum dedicato al fitness o allo sport che volete imparare. Potreste anche trovare un social network di fitness (o utilizzare quelli che già usate per seguire persone orientate al fitness e interagirvi).

Gran parte della conoscenza e delle ispirazioni per gli sport che ho praticato finora derivano dalle interazioni online. Sia in forma passiva, leggendo i post e gli articoli di altre persone, sia in un modo più diretto, con messaggi e cercando consigli personali.

Tenete presente che molte persone, online, cercano di fornire consigli ben intenzionati, ma loro stesse non hanno molta esperienza. Nei forum, alti conteggi di post e la reputazione possono aiutare a identificare le persone i cui consigli sono preziosi e quelle che invece vanno prese con le molle. Sui social network può essere più difficile da verificare, anche se di solito ci si può fidare degli utenti più attivi che forniscono una consulenza completa.

Indipendentemente dall'esperienza, chiunque, in questi luoghi, principiante o esperto, può darvi sostegno per continuare ad allenarvi. Molti forum offrono la possibilità di creare un thread di progresso che funziona come un diario pubblico dei vostri risultati. Se non vi dispiace divulgare online un po' di informazioni su voi stessi, considerate la possibilità di impostare il vostro thread di progresso in modo da poter ottenere un consiglio personale da altre persone e diventare un'ispirazione per gli altri.

Come gestire le vostre aspettative

Quando iniziate ad allenarvi, è possibile che impostiate aspettative irrealistiche per voi stessi o che vi confrontiate con gli altri, perdendo così la motivazione per allenarvi. Per evitare che questi problemi influenzino la vostra abitudine, ecco i due passi che dovete fare.

Il primo passo è conoscere gli obiettivi realistici e specifici di ciò che state facendo. Impostate i vostri obiettivi in base a queste informazioni ed evitate di pensare che batterete i pronostici. Se farete meglio, bene. In caso contrario, non ve lo aspettavate comunque, quindi non rovinerà i vostri propositi.

Ad esempio, un principiante nel sollevamento pesi può supporre che, alla panca, sarà in grado di sollevare 91 kg entro sei mesi. Tuttavia, una rapida occhiata a obiettivi realistici di fitness dimostra che l'uomo medio avrà bisogno di massimo due anni di allenamento per essere in grado di sollevare alla panca 1,2 volte il suo peso corporeo[81].

Quando il principiante irrealistico si rende conto che è ancora lontano dal raggiungere il suo obiettivo, potrebbe essere tentato di arrendersi. Dopotutto, secondo lui ha fallito e ha perso sei mesi della sua vita… nonostante abbia compiuto grandi progressi, del tutto in linea con quello che avrebbe potuto realizzare realisticamente in quel periodo.

Ogni volta che iniziate a imparare un nuovo sport, cercate quali sono gli obiettivi che potete impostare per voi stessi, ed educatevi sulla loro realtà.

Molto sport sembrano molto più facili guardandoli, rispetto a quando si provano. Questo perché le persone con molta esperienza tendono a far sembrare le cose facili, ma è solo perché ripetono le stesse mosse più e più volte da anni. È proprio la loro esperienza che fa sembrare tutto facile, non lo sport stesso.

Sfortunatamente, questo rende facile sopravvalutare quanto tempo ci vorrà per padroneggiarli. Ricordatevelo, e trovate obiettivi adatti ai principianti in modo da non sentirvi frustrati.

Il secondo passo - il passo per evitare di confrontarvi con gli altri - è legato alle persone più esperte. Diventate più consapevoli delle vostre capacità e dei vostri limiti, e poi giudicate le vostre prestazioni solo in relazione ad essi, non ad altre persone. In altre parole, se sentite di esservi spinti fino al limite, incolparvi di non essere bravi come gli altri non ha senso. Finché vi avventurate fuori dalla vostra zona di comfort per crescere e progredire, andrà tutto bene.

Nell'arrampicata, i percorsi possono essere fatti in una grande varietà di modi. Un uomo alto 186cm può facilmente raggiungere un appiglio che una donna alta 167cm non sarebbe in grado di raggiungere, senza dover trovare un altro punto d'appoggio prima di raggiungere lo stesso appiglio.

Perché dovrebbe rimproverarsi di non essere in grado di finire il percorso, se ha una serie completamente diversa di vantaggi e svantaggi, quando si arrampica? Finché fa tutto il possibile per scalare la via, è ridicolo perdere la motivazione perché un uomo molto più alto di lei l'ha fatto senza problemi.

Concentratevi su voi stessi, sulle vostre capacità e sui vostri limiti e lasciate che gli altri facciano le loro cose.

Mettete fine all'autocritica

I dubbi e l'autocritica possono scoraggiarvi anche solo dal tentare di apportare cambiamenti nella vostra vita, per paura di fallire o di rendervi ridicoli. Fortunatamente potete risolvere questi problemi, in quanto né l'insicurezza né l'autocritica sono condanne permanenti, che vi impediranno per sempre di migliorarvi attraverso l'esercizio fisico.

I tre motivi più comuni di autocritica quando si pensa all'esercizio fisico sono:

143

1. Pessimismo

L'inattività fisica a lungo termine può portare a pensieri come: "Chi sto prendendo in giro? Non sarò mai capace di fare attività fisica". Si tratta solo di pessimismo rafforzato da anni di tentativi o intenzioni infruttuosi, su quali non siete mai intervenuti.

Per quanto mi piacerebbe molto darvi un modo infallibile per risolvere questo problema, il pessimismo non scompare mai da un giorno all'altro e richiede pratica costante, autoconsapevolezza e disponibilità ad apportare cambiamenti per sviluppare una visione più positiva.

Ci sono alcune cose che possono aiutare, però:

a. Sostegno

Se le persone intorno a voi sono pessimiste, non vi aiuteranno a correggere l'atteggiamento negativo. Se, d'altra parte, potete trovare sostegno nelle persone a voi vicine ed essere aperti alla loro influenza positiva, queste vi aiuteranno a sfuggire alla trappola del pessimismo.

b. Gratitudine

Esprimere giornalmente pensieri di gratitudine, specialmente se legati alla vostra salute e alla forma fisica, vi aiuterà a superare la fase del pessimismo.

Quando iniziate ad allenarvi, potete provare gratitudine per essere stati in grado di fare una passeggiata di 30 minuti senza dover tirare il fiato, o fare cinque vasche in una piscina senza fermarvi. Questi pensieri positivi - invece di rimproverarvi per quanto siete deboli - vi aiuteranno ad associare l'esercizio a una sensazione di benessere, invece di sentirvi in colpa perché vi siete lasciati andare negli ultimi anni.

c. Ambiente e abitudini positivi

Oltre a circondarvi di persone positive, assicuratevi di eliminare tutti i tipi di stimoli negativi dal vostro ambiente. Io, ad esempio, non leggo notizie, né visito alcun sito il cui unico obiettivo è di farmi sentire male. Sto anche lontano da comportamenti e abitudini negativi come lamentarsi, preoccuparsi, fare la vittima, ecc.

Molto probabilmente siete ben consapevoli di quali siano i siti internet, i luoghi, le abitudini e altri stimoli che non vi danno una buona sensazione. Può essere un sito di notizie, una rivista di fitness che vi dice che non siete mai abbastanza magri, la vostra abitudine di preoccuparvi o lamentarvi, o una palestra locale dove i nuovi arrivati vengono accolti con scetticismo. Se c'è qualcosa che abbia un'alternativa positiva, trovatelo.

Assicuratevi che ciò che vi circonda sia ciò che vi sviluppa, invece di trascinarvi verso il basso. Tutti questi piccoli cambiamenti, se combinati, vi daranno la forza di rinunciare alla negatività e di concentrarvi sul lato positivo della vita, aiutandovi così a introdurre nella vostra vita un'abitudine all'esercizio fisico (che svilupperà ulteriormente il vostro ottimismo).

2. Bassa autoefficacia

L'autoefficacia si riferisce al credere nelle vostre capacità di riuscire in una situazione specifica[82]. Potete avere, per esempio, un'alta autoefficacia per il lavoro a maglia e una bassa autoefficacia per l'esercizio fisico. Finché la vostra convinzione nella capacità di fare esercizio è bassa, sarà difficile perseverare di fronte agli ostacoli. Questo renderà difficile mantenere le routine e porrà dei limiti a ciò che potete realizzare.

Nel mio libro, *Confidence: How to Overcome Your Limiting Beliefs and Achieve Your Goals*, parlo dell'effetto Galatea,[83] un tipo di profezia che si autoavvera e che fa sì che le vostre aspettative siano in gran parte determinanti per la vostra prestazione.

Se avete grandi aspettative, godrete di alte prestazioni. Se non vi aspettate molto da voi stessi, le vostre prestazioni ne risentiranno, molto probabilmente causando un calo di motivazione e l'insuccesso.

Nel libro di cui sopra mi addentro nei consigli scientifici e pratici per sviluppare l'autoefficacia. Ai fini di questo libro, il consiglio più importante per costruire l'autoefficacia è assicurarsi delle piccole vittorie.

La strategia di fissare piccoli obiettivi e raggiungerli, mentre al contempo si spingono i confini sempre più avanti, vi aiuterà a sviluppare più fiducia in voi stessi, il che porterà a prestazioni migliori e a meno sentimenti di autocritica e scoraggiamento.

Più piccoli e semplici sono gli obiettivi iniziali, più è probabile che continuerete con la vostra routine fino a quando non sarà una macchina ben oliata.

Ad esempio, se volete iniziare a nuotare ma avete paura che potreste annegare e mettervi in imbarazzo, iniziate per prima cosa a sguazzare in una pozza poco profonda. Ricordatevi come ci si sente a nuotare (se sapete nuotare, ma non provate a farlo da molto tempo), e in ogni allenamento successivo cercate di introdurre e di provare una cosa leggermente più impegnativa.

Durante le prime settimane, non provate nulla che abbia un'alta probabilità di fallimento in quanto potrebbe ridurre la vostra autoefficacia. Dopo una serie di piccole vittorie sarete meno suscettibili allo scoraggiamento a causa di un fallimento.

Se non sapete nuotare, trovate un istruttore o partecipate a corsi di nuoto rivolti a principianti assoluti. L'insegnante giusto è consapevole che l'acqua può far sentire le persone insicure ed eccessivamente nervose, e vi condurrà per mano a costruire la vostra autoefficacia, passettino dopo passettino.

Se non vi sentite pronti per le lezioni, abituatevi alla piscina semplicemente sguazzandovi dentro. Usate una tavoletta e altri ausili al galleggiamento per ridurre la paura e abituarvi gradualmente a capire cosa vuol dire stare nell'acqua. Se continuate con una tale routine per alcune settimane, la vostra paura alla fine diminuirà, permettendovi di prendere in considerazione le lezioni di nuoto.

3. Bassa autostima

La bassa autostima è diversa dall'autoefficacia, perché mentre l'autoefficacia si riferisce a convinzioni specifiche sulle vostre capacità, l'autostima si riferisce alla vostra valutazione generale di voi stessi. Un sinonimo più significativo della parola "autostima" è "rispetto di sé", perché è questo ciò di cui stiamo parlando, alla fine: una bassa autostima significa che avete poco rispetto di voi stessi.

Come potreste prendervi cura del vostro corpo, se vi importa così poco di tutto il vostro essere? Tra le tendenze comuni delle persone con bassa autostima vi sono:

- criticarsi per tutto. L'autocritica rende difficile introdurre nuove abitudini, perché vi arrabbiate costantemente con voi stessi per essere così [riempite lo spazio vuoto].

- ipersensibilità alle critiche ed eccessiva volontà di piacere agli altri. Se avete amici che non sono fisicamente attivi, cercheranno di farvi perdere di vista l'obiettivo di mettervi in forma, e probabilmente ci riusciranno, se non riuscite a sopportare le persone che vi criticano.

- indecisione cronica, paura di fallimenti e/o di errori, e perfezionismo. Tutti questi vi paralizzeranno, quando cercherete di introdurre un'abitudine all'esercizio fisico.

Volete trasformarvi in una persona dotata di alta autostima? Diventate consapevole dei vostri attuali modelli di pensiero, comportamenti e abitudini, e rimodellateli tutti, uno per uno, per assomigliare alla persona che volete diventare.

In passato, anch'io soffrivo di una bassa autostima. Ho dovuto intraprendere un lungo processo di autoscoperta e di cambiamento della mia intera identità, un blocco alla volta.

Primi tentativi di attività fisica (quando ancora pensavo di essere un fallimento nel fitness, perché ero sempre uno dei peggiori studenti durante le lezioni di educazione fisica), primi tentativi di pensare in modo più positivo (quando ero ancora abituato a lamentarmi a ogni ora del giorno e avevo pensieri suicidi), primi tentativi di mostrare un comportamento più sicuro (quando ero ancora paralizzato dalla paura in mezzo agli estranei, in particolare con le donne): questi sono stati tutti i gradini su cui ho costruito la mia nuova struttura.

Non riuscirei a riassumere la mia storia in pochi paragrafi, e sarebbe un disservizio per voi semplificarla a tal punto.

Tra tutte le persone con bassa autostima che conoscevo, ognuna doveva compiere il proprio viaggio alla scoperta di sé. Questi viaggi di solito duravano anni, prima di radicarsi nella mente. Ma tutti avevano in comune che avevano iniziato, nonostante la paura, l'autocritica, il perfezionismo, l'indecisione e il risentimento.

La PNL (un approccio alla comunicazione e allo sviluppo personale) - in particolare i libri di Tony Robbins, *Come ottenere il meglio da sé e dagli altri* e *Come migliorare il proprio stato mentale, fisico e finanziario* - contengono innumerevoli potenti tecniche di auto-cambiamento che vanno ben oltre lo scopo di questo libro, e che vi aiuteranno nel vostro viaggio verso l'autostima.

Gestire le stagioni

Se vivete in un luogo caratterizzato da diverse stagioni, le dure condizioni invernali possono scoraggiarvi dal fare esercizio.

Smetto di pedalare del tutto, in autunno e in inverno, perché non mi piace farlo quando ho freddo. Nella stagione giusta, vado in bici almeno 2-3 volte a settimana. Non poterlo fare, fuori stagione, significa un sacco di attività fisica persa a causa del tempo.

152

Di conseguenza, passo alle attività fisiche indoor. Posso passare più tempo nella palestra di arrampicata, nuoto di più e gioco di più a tennis al coperto. Se il tempo è bello, mi piace sempre fare un po' di esercizio all'aperto (le lunghe passeggiate possono essere comunque piacevoli, anche se fa freddo), ma per me non è più la fonte primaria di attività fisica.

Se iniziaste ad allenarvi a giugno, ad esempio, e a ottobre smetteste di pedalare a causa del tempo, ci sarebbe un'alta probabilità di perdere la vostra nuova abitudine. Da tre a sei mesi di attività fisica ridotta è molto, anche per una persona che ha una forte abitudine all'esercizio fisico.

Quando considerate quale sport praticare, non dimenticate di individuare almeno uno sport che possa essere praticato in casa (e no, gli scacchi non contano). Ciò non significa che dovete farlo in casa durante l'estate, però. Giocare a tennis fuori, in una giornata calda e soleggiata, è sempre meglio che farlo dentro. I benefici dell'esercizio fisico non riguardano solo l'esercizio in sé, ma anche godere di abbondante

luce solare e del bel tempo all'aperto, quando
possibile.

ALTRI PROBLEMI RELATIVI ALL'ATTIVITÀ FISICA: RIEPILOGO VELOCE

1. Altre persone possono fare o distruggere i vostri propositi, ma solo se glielo lasciate fare. Se avete un amico o un familiare che non vi sostiene e vi critica o si diverte a provare a cambiare le vostre abitudini, neutralizzate la sua influenza negativa grazie ad amici positivi che vi sostengono.

Se non avete amici in grado di supportarvi, scegliete uno sport che di solito si pratica con altre persone. Questo è un modo semplice per conoscere altre persone che vi sosterranno.

In alternativa, cercate sostegno online. Frequentare forum o social network popolati da altre persone orientate al fitness vi fornirà numerose opportunità per avere consigli, ispirazione e, forse, anche creare nuove amicizie.

2. Stabilire aspettative non realistiche renderà difficile attenersi ai nuovi propositi. Ogni volta che iniziate un nuovo sport, scoprite gli obiettivi realistici che potete raggiungere ed evitate di cadere nella

trappola e pensare che siete speciali e sopra la media. Se ci riuscite, grandioso. Ma se non ci riuscite, questo non dovrebbe impedirvi di fare attività fisica solo perché non ottenete qualcosa che poche persone sono in grado di fare.

Per evitare di confrontarvi con gli altri, concentratevi sulle vostre abilità e sui vostri limiti. Finché fate uno sforzo per uscire dalla vostra zona di comfort e fate tutto il possibile per migliorare, siete sulla strada giusta.

Non dimenticate che ha poco senso confrontarvi con altre persone che hanno corpi, abilità, esperienze passate, sport, ecc., diversi, perché ci sono troppe variabili che influenzano la performance.

3. Il pessimismo, la bassa autoefficacia e la bassa autostima possono rendervi inclini all'autocritica.

Se volete gestire il pessimismo, potreste prestare maggiore attenzione a persone, abitudini, comportamenti e luoghi di cui vi circondate o che vi stanno vicino, oltre a esprimere più gratitudine per la vostra vita.

Per sviluppare più autoefficacia nell'esercizio fisico, concentratevi sul conseguire piccole vittorie che, lentamente ma sicuramente, costruiranno le vostre convinzioni e vi aiuteranno a ridurre la resistenza nell'affrontare sfide più grandi.

Occuparsi di una bassa autostima richiede solitamente diversi lunghi anni. Tuttavia, il primo passo è sempre lo stesso: tutto inizia con quello che farebbe una persona con un'alta stima di sé, nonostante possa avere delle apprensioni. Rimodellare le vostre risposte predefinite, abitudini, schemi di pensiero e comportamenti vi sarà di grande aiuto, se svilupperete una maggiore consapevolezza delle tendenze che riducono l'autostima che avete nella vostra vita, in modo da poterle eliminare.

4. Se vivete in un luogo dove gli inverni sono freddi, e rendono difficile o impossibile fare attività fisica all'aperto, non dimenticate di avere almeno la possibilità di allenarvi in casa. Non commettete l'errore di allenarvi in primavera, estate e autunno e poi prendervela comoda in inverno, perché è quasi garantito che non sarete in grado di tornare alle vostre

vecchie abitudini, quando arriverà la stagione successiva.

Epilogo

La maggior parte delle persone avrà bisogno di fare diversi tentativi per abituarsi permanentemente all'attività fisica. Dovrete provare alcuni sport diversi, scoraggiarvi diverse volte e continuare a cercare di capire le cose fino a quando non troverete una routine che funzioni per voi. Forse dovrete anche ricollegare alcuni dei vostri pensieri o comportamenti, e agire nonostante l'indecisione o il perfezionismo.

Tuttavia, ne varrà indubbiamente la pena. Una forte abitudine all'esercizio fisico non solo vi fornirà una miriade di vantaggi per la salute, ma aumenterà anche la qualità della vostra vita in generale. Vi sentirete più felici, più produttivi e meno inclini alle emozioni negative.

Senza dubbio, l'esercizio fisico può cambiare la vostra vita, proprio come ha cambiato la mia. Vi assicuro che pochi cambiamenti nella vita (se non nessuno) vi premieranno di più dell'allenamento e dell'utilizzo costante del vostro corpo nel modo più divertente possibile.

Come ultimo promemoria, un messaggio da portare a casa se volete, ecco le cinque linee guida più importanti per introdurre più attività fisica nella vostra vita e attenervici:

1. Motivi superficiali per fare attività fisica (miglior aspetto, status, ecc.) possono aiutare a motivarvi, ma il modo principale per mantenere alta la vostra motivazione a lungo termine è fare attività perché aumenta la qualità della vostra vita. Le ragioni intrinseche del fare esercizio - auto-miglioramento, divertimento, sfidarsi e autoespressione - vi porteranno sempre più lontano del semplice desiderio di avere un bel corpo.

2. Non sottovalutate il potere del divertimento, perché, a lungo andare, è l'unico modo per fare un sacco di attività fisica ogni settimana e non vedere l'ora che arrivi la settimana successiva per farne ancora.

Le lezioni di fitness noiose, gli sport che non si adattano ai vostri punti di forza e alle vostre preferenze e gli esercizi che state facendo perché "dovreste farli" sono inutili per la corretta formazione dell'abitudine. Iniziate il vostro viaggio nell'esercizio fisico scoprendo che cosa vi "accende" e promettete di diventare bravi a fare quella cosa: ma divertendovi, non sudando sette camicie e detestando ogni singolo momento.

3. Non state risparmiando tempo, se non fate attività fisica. Se non altro, vi state impegnando nel brutto compromesso di risparmiare, diciamo, 30 minuti al giorno solo per perdere un'ulteriore ora di produttività e aumentare il rischio di problemi di salute che, comunque, fanno perdere tempo. Trovare delle scuse per non fare esercizio a causa della mancanza di tempo è anche una decisione: la decisione di dire no alla vostra salute e subirne le conseguenze in seguito.

4. Il recupero e l'approccio intelligente all'esercizio in generale è una parte cruciale di ogni routine, per chiunque svolga attività fisica qualche volta alla settimana. Non aspettatevi di avere sempre molta energia e vivere una vita senza dolore, se trascurate il corretto riscaldamento, non dormite abbastanza, non avete un'alimentazione sana, non

prestate attenzione alla tecnica corretta, mentre vi allenate e non date al vostro corpo altre opportunità per ricaricarsi.

5. Non preoccupatevi. Se associate l'esercizio a qualcosa di difficile da introdurre, ci penserete sempre in termini di forza di volontà e autodisciplina. Fate in modo che i vostri allenamenti siano meno "lavoro" e più "gioco", scoperta di sé ed espressione personale.

Ultimo consiglio, ma sicuramente non meno importante, tenete presente che il mio libro può solo darvi alcuni strumenti e linee guida su come iniziare a fare attività fisica. La seconda parte dell'equazione - voi che agite su voi stessi - è l'unica cosa in grado di cambiare la vostra vita.

In passato, leggevo decine di libri solo per finirne uno e iniziare quello successivo, senza considerare i consigli pratici che l'autore dava nel libro. È stato solo quando ho cambiato il mio modus operandi e ho seguito i consigli che libri, articoli e altre risorse di ogni genere hanno iniziato a funzionare, per me.

Questo libro funzionerà, per voi? La risposta è nelle vostre mani, ora.

Iscrivetevi alla mia newsletter

Vorrei rimanere in contatto con voi. Iscrivetevi alla mia newsletter e sarete sempre al corrente delle mie nuove pubblicazioni, riceverete articoli gratuiti, potrete partecipare ai giveaway e ricevere altre preziose e-mail da me.

Ecco il link per iscrivervi:

http://www.profoundselfimprovement.com/itnews

Potreste darmi una mano?

Mi farebbe piacere sentire il vostro parere sul mio libro. Nel mondo dell'editoria ci sono poche cose più preziose di oneste recensioni da parte di una vasta gamma di lettori.

La vostra recensione aiuterà altri lettori a scoprire se il mio libro fa per loro. Mi aiuterà anche a raggiungere più lettori, aumentando la visibilità del mio libro.

Informazioni su Martin Meadows

Martin Meadows è lo pseudonimo di un autore che ha dedicato la sua vita alla crescita personale, reinventandosi costantemente e apportando drastici cambiamenti alla sua vita.

Nel corso degli anni, ha: digiunato regolarmente per oltre 40 ore, imparato da solo due lingue straniere, perso oltre 30 chili in 12 settimane, gestito diverse attività in vari settori, fatto docce e bagni gelati, vissuto su una piccola isola tropicale in un paese straniero per diversi mesi e scritto un libro di racconti di 400 pagine in un mese.

Eppure, torturarsi non è la sua passione. Martin ama mettere alla prova i propri limiti per scoprire fino a che punto arrivi la sua zona di comfort.

Le sue scoperte (basate sia sulla sua esperienza personale che su studi scientifici) contribuiscono a migliorare la sua vita. Se siete interessati a capire dove arrivano i vostri limiti e imparare a diventare la versione migliore di voi stessi, adorerete i libri di Martin.

Ecco dove potete trovare i suoi libri:

https://www.amazon.it/Martin-Meadows/e/B00U97LQGG/

[1] Oaten, M., Cheng, K. (2006), "Longitudinal gains in self-regulation from regular physical exercise", *British Journal of Health Psychology,* 11 (4): 717 – 733. 10.1348/135910706X96481.

[2] Summary Health Statistics: National Health Interview Survey (2014), "Tabella A-14a. Age-adjusted percent distributions (with standard errors) of participation in leisure-time aerobic and muscle-strengthening activities that meet the 2008 federal physical activity guidelines among adults aged 18 and over, by selected characteristics", United States, 2014."

[3] Rye, J. A., Rye, S. L., Tessaro, I., Coffindaffer, J. (2009), "Perceived barriers to physical activity according to stage of change and body mass index in the west Virginia Wisewoman population". *Women's Health Issues* 19 (2): 126 – 134. DOI: 10.1016/j.whi.2009.01.003.

[4] Ryan, R. M., & Deci, E. L. (2000). "Self-determination theory and the facilitation of intrinsic motivation, social development, and well-being", *American Psychologist* 55 (1): 68–78. DOI:10.1037/0003-066 X.55.1.68.

[5] Gagné,M., Deci, E. L. (2005) "Self-determination theory and work motivation", *Journal of Organizational Behavior* 26 (4): 331 – 362. DOI: 10.1002/job.322

[6] Cho, J. Y., Perry, J. L. (2012) "Intrinsic Motivation and Employee Attitudes: Role of Managerial Trustworthiness, Goal Directedness, and Extrinsic Reward Expectancy", *Review of Public Personnel Administration* 32 (4): 382–406. DOI: 10.1177/0734371X11421495

[7] Crane, M. M., Tate, F. d., Finkelstein, E. A., Linnan, I. A. (2012), "Motivation for Participating in a Weight Loss Program and Financial Incentives: An Analysis from a Randomized Trial", *Journal of Obesity* 2012: 290589. DOI: 10.1155/2012/290589

[8] Ryan, R. M., & Deci, E. L. (2000). "Self-determination theory and the facilitation of intrinsic motivation, social development, and well-being", *American Psychologist* 55 (1): 68-78. DOI:10.1037 / 0003-066 X.55.1.68.

[9] Ryan, R. M., Frederick, C. M., Lepes, D., Rubio, N., Sheldon, K. M. (1997), "Intrinsic Motivation and Exercise Adherence", *International Journal of Sport Psychology* 1997; 28: 335–354.

[10] Grant, A. *Più dai più hai: un approccio rivoluzionario al successo*, Sperling & Kupfer, 2013.

[11] Grant, A. M. & Berg, J. M. (2011). "Prosocial motivation at work: When, why, and how making a difference makes a difference", in K. Cameron & G. Spreitzer (Eds.), *The Oxford Handbook of Positive Organizational Scholarship*. New York: Oxford University Press.

[12] Uysal, M., Jurowski, C. (1994). "Testing the push and pull factors", *Annals of Tourism Research* 21(4): 844–846. DOI: 10.1016/0160-7383(94)90091-4.

[13] Irwin B.C., Scorniaenchi J., Kerr N.L., Eisenmann J.C., Feltz D.L., "Aerobic exercise is promoted when individual performance affects the group: a test of the Kohler motivation gain effect", *Annals of Behavioral Medicine: a Publication of the Society of Behavioral Medicine* 2012;44(2):151–9. DOI: 10.1007/s12160-012-9367-4.

[14] Feltz D. L., Irwin B. C., Kerr N., "Two-player partnered exergame for obesity prevention: using discrepancy in players' abilities as a strategy to motivate physical activity", *Journal of Diabetes Science and Technology* 2012; 6 (4): 820-7. DOI: 10.1177/193229681200600413.

[15] Duhigg, C., *La dittatura delle abitudini: come si formano, quanto ci condizionano, come cambiarle*, Corbaccio, 2012.

[16] Clear, J., The 3 R's of Habit Change: How To Start New Habits That Actually Stick. Estratto 10 dicembre 2015 da http://jamesclear.com/three-steps-habit-change

[17] Babauta, L. The Four Habits that Form Habits. Estratto 10 dicembre 2015 da http://zenhabits.net/habitses

[18] Booth, F. W., Roberts, K. C., Laye, M. J. (2012), " Lack of exercise is a major cause of chronic diseases." *Comprehensive Physiology* " 2 *fisiologia completa* (2): 1143 – 211.27: 939 955 (2011) DOI: 10.1002/rra

[19] Min, L., Shiroma, J. E., Lobelo, F., Puska, P., Blair, S. N., Katzmarzyk, P. T. (2012), "Effect of physical inactivity on major non-communicable diseases worldwide: an analysis of burden of disease and life expectancy", *The Lancet*. Pubblicato online: DOI: 10.1016/S0140-6736 (12) 61031-9.

[20] Ekelund, U. et al (2015), "Activity and all-cause mortality across levels of overall and abdominal adiposity in European men and women: the European Prospective Investigation into Cancer and Nutrition Study (EPIC)." *American Journal of Clinical Nutrition* 2008; 88 (3): 667-76. DOI: 10.3945/ajcn.114.100065

[21] Health.gov, Physical Activity Guidelines, estratto 15 dicembre 2015 da http://health.gov/paguidelines/guidelines/adults.aspx

[22] Craft, L. L, Perna, F. M. (2004), "The benefits of exercise for the clinically depressed", *Primary Care Companion to the Journal of Clinical Psychiatry* 6 (3): 104–111

[23] Broman-Fulks, J. J., Berman, M. E., Rabian, B. A., Webster M. J. (2004), "Effects of aerobic exercise on anxiety sensitivity", *Behaviour Research and Therapy* 42 (2): 125–136DOI: 10.1016/S0005-7967 (03) 00103-7.

[24] Carek, P. J., Laibstain, S. E., Carek, S. M. (2011), "Exercise for the treatment of depression and anxiety", *International Journal of Psychiatry in Medicine* 41 (1): 15 – 28. DOI: 10.2190/PM.41.1 .

[25] Elavsky, S. (2010), "Longitudinal examination of the exercise and self-esteem model in middle-aged women", *Journal of Sport & Exercise Psychology* 2010; 32: 537-554.

[26] Pretty, J., Peacock, J., Sellens, M., Griffin, M. (2005), "The mental and physical health outcomes of green exercise", *International Journal of Environmental Health Research* 15 (5): 319–37 DOI: 10,1080/09603120500155963.

[27] Griffin, É. W., Mullally, S., Foley, C.,Warmington, S. A., O'Mara S. M., Kelly A. M. (2011), "Aerobic exercise improves hippocampal function and increases BDNF in the serum of young adult males", *Physiology and Behavior* 104 (5): 934–41. DOI: 10.1016/j.physbeh.2011.06.005

171

[28] Intlekofer, K. A., Cotman, C. W. (2013), "Exercise counteracts declining hippocampal function in aging and Alzheimer's disease", *Neurobiology of disease* 57: 47 – 55. DOI:10.1016 j.nbd.2012.06.011..

[29] von Thiele Schwarz, U., Hasson, H. (2011), "Employee self-rated productivity and objective organizational production levels: effects of worksite health interventions involving reduced work hours and physical exercise", *Journal of Occupational and Environmental Medicine* 53 (8): 838–44. DOI: 10.1097/JOM.0b013e31822589c2..

[30] Puetz, T. w., Flowers, S. S., O ' Connor, J. P. (2008), "A randomized controlled trial of the effect of aerobic exercise training on feelings of energy and fatigue in sedentary young adults with persistent fatigue" *Psychotherapy and Psychosomatics* 77 (3): 167–74. DOI: 10.1159/000116610

[31] Steinberg, H., Sykes, E. A., Moss, T., Lowery, S., LeBoutillier, N., Dewey, A. (1997), "Exercise enhances creativity independently of mood", *British Journal of Sports Medicine* 31: 240–245. DOI: 10.1136/bjsm.31.3.240.

[32] Youngstedt, S. D. (2005), "Effects of exercise on sleep", *Clinics in sports medicine* 24 (2): 355–65 DOI: 10.1016/j.csm.2004.12.003.

[33] Gonzalez, J. T., Veaseya, R. C., Rumbold, P. L. S., Stevenson, E. J. (2013), "Breakfast and exercise contingently affect postprandial metabolism and energy balance in physically active males", *British Journal of Nutrition* 110 (4): 721–732. DOI: 10.1017/S0007114512005582.

[34] Ariyoshi, M. et al. (1996), "Efficacy of aquatic exercises for patients with low-back pain", *The Kurume Medical Journal* 46 (2): 91–96. DOI: 10.2739/kurumemedj.46.91

[35] Waller, B., Lambeck, J., Daly, D. (2009), "Therapeutic aquatic exercise in the treatment of low back pain: A systematic review", *Clinical Rehabilitation* 23 (1): 3–14. DOI: 10.1177/0269215508097856.

[36] Suzuki S., *Mente zen, mente di principiante*, Ubaldini Editore, Roma, 1978.

[37] Trapani, G. (24 luglio 2007), |Jerry Seinfeld's Productivity Secret, estratto 21 dicembre 2015 da http://lifehacker.com/281626/jerry-seinfelds-productivity-secret

[38] Johnson, F., Wardle, J. (2011), "The association between weight loss and engagement with a web-based food and exercise diary in a commercial weight loss programme: a retrospective analysis", *International Journal of Behavioral Nutrition and Physical Activity* 8: 83 DOI: 10.1186/1479-5868-8-83.

[39] Karageorghis C.I., David Lee-Priest D.L. (2012), "Music in the exercise domain: a review and synthesis (Part I)", *International Review of Sport and Exercise Psychology* 2012; 5(1): 44–66. DOI: 10.1080/1750984 X.2011.631026.

[40] Arkes, R. H., Blumer, C. (1985), "The psychology of sunk costs", *Organizational Behavior and Human Decision Processes* 35: 124–140 DOI: 10.1016/0749-5978 (85) 90049-4.

[41] Frappier, J., Toupin, I., Levy, J. L., Aubertin-Leheudre, M., Karelis, A. D. (2013), "Energy Expenditure during Sexual Activity in Young Healthy Couples", *PLOS ONE* 8 (10): e79342. DOI: 10.1371/journal.pone.0079342.

[42] Schoenfeld, B., Contreras, B. (2013), "Is Post exercise Muscle Soreness a Valid Indicator of Muscular Adaptations?", *Strength & Conditioning Journal* 35 (5): 16–21. DOI: 10.1519/SSC.0b013e3182a61820.

[43] Cheatham, S. W., Kolber, M. J., Cain, M., Lee, M. (2015), "The effects of self-myofascial release using a foam roll or roller massager on joint range of motion, muscle recovery, and performance: a systematic review", International Journal of Sports Physical Therapy 10 (6): 827-838. PMCID: PMC4637917.

[44] Beardsley, C., Škarabot, J. (2015), "Effects of self-myofascial release: A systematic review". *Journal of Bodywork and Movement Therapies* 19 (4): 747-758. DOI: 10.1016/j.jbmt.2015.08.007.

[45] Pearcey, E., Bradbury-Squires, D. J., Kawamoto, J. E., Drinkwater, E. J., Behm, D. G., Button, D. C. (2015), "Foam Rolling for Delayed-Onset Muscle Soreness and Recovery of

173

Dynamic Performance Measures", *Journal of Athletic Training* 50 (1): 5-13. DOI: 10.4085/1062-6050-50.1.01.

[46] Hillbert, J. E., Sforzo, G. A., Swensen, T. (2003), "The effects of massage on delayed onset muscle soreness", *British Journal of Sports Medicine* 37: 72-75. DOI: 10.1136/bjsm.37.1.72.

[47] Zainuddin, Z., Newton, M., Sacco, P., Nosaka, K. (2005), "Effects of Massage on Delayed-Onset Muscle Soreness, Swelling, and Recovery of Muscle Function", *Journal of Athletic Training* 40 (3): 174-180. PMCID: PMC1250256.

[48] Weerapong, P., Hume, P.A., Kolt, G. S. (2005), "The mechanisms of massage and effects on performance, muscle recovery and injury prevention", *Sports Medicine* 35 (3): 235–256. DOI: 10.2165/00007256-200535030-00004.

[49] Nelson, N. (2013), "Delayed onset muscle soreness: Is massage effective?", *Journal of bodywork and movement therapies* 17 (4): 475-482. DOI: 10.1016/j.jbmt.2013.03.002.

[50] Hurley, C. F., Hatfield, D. L., Riebe, D. A. (2013), "The effect of caffeine ingestion on delayed onset muscle soreness", *Journal of Strength and Conditioning Research* 27 (11): 3101-3109. DOI: 0.1519/JSC.0b013e3182a99477.

[51] Kraemer, W. J. et al (2006), "The effects of amino acid supplementation on hormonal responses to resistance training overreaching", *Metabolism*55 (3): 282-291. DOI/10.1016/j.metabol.2005.08.023

[52] Shimomura, J. et al (2010),, "Branched-chain amino acid supplementation before squat exercise and delayed-onset muscle soreness", *International Journal Of Sport Nutrition And Exercise Metabolism* 20 (3): 236–244. PMID: 20601741.

[53] Dekkers, J. C., van Doornen, L. J., Kemper, H. C. (1996), "The role of antioxidant vitamins and enzymes in the prevention of exercise-induced muscle damage", *Sports Medicine*21 (3): 213–238. DOI: 10.2165/00007256-199621030-00005.

[54] Connolly, D. A., McHugh, M. P., Padilla-Zakour, O. I., Carlson, L., Sayers, S. P. (2006), "Efficacy of a tart cherry juice blend in preventing the symptoms of muscle damage", *British*

Journal of Sports Medicine40 (8): 679-683. DOI: 10.1136/bjsm.2005.025429.

[55] Bowtell, J. L.,Sumners, D. P., Dyer, A., Fox, P., Mileva, K. N. (2011), "Montmorency cherry juice reduces muscle damage caused by intensive strength exercise", *Medicine and Science in Sports and Exercise*43 (8): 1544–51. DOI: 10.1249/MSS.0b013e31820e5adc.

[56] Howatson, G., McHugh, M.P., Hill, J.A., Brouner, J., Jewell, A.P., van Someren, K.A., Shave, R.E., Howatson, S.A. (2010), "Influence of tart cherry juice on indices of recovery following marathon running", *Scandinavian Journal of Medicine and Science in Sports* 20 (6): 843–52. DOI: 10.1111/j.1600-0838.2009.01005.x.

[57] Kuehl, K. S., Perrier, E. T., Elliot, D. L., Chesnutt, J. C. (2010), "Efficacy of tart cherry juice in reducing muscle pain during running: a randomized controlled trial", *Journal of the International Society of Sports Nutrition*7 (7): 17. DOI: 10.1186/1550-2783-7-17.

[58] Woods, K., Bishop, P., Jones, E. (2007), "Warm-up and stretching in the prevention of muscular injury", *Sports Medicine* 37 (12): 1089–99. DOI: 10.2165/00007256-200838100-00006.

[59] Fradkin, A. J., Zazryn, T. R.,Smoliga, J. M. (2010), "Effects of warming-up on physical performance: a systematic review with meta-analysis", *Journal of Strength and Conditioning Research*24 (1): 140-148. DOI: 10.1519/JSC.0b013e3181c643a0.

[60] Gergley, J.C. (2013), "Acute effect of passive static stretching on lower-body strength in moderately trained men", *Journal of Strength and Conditioning Research*27 (4): 973-977. DOI: 10.1519/JSC.0b013e318260b7ce.

[61] Simic, L., Sarabon, N., Markovic, G. (2013), "Does pre-exercise static stretching inhibit maximal muscular performance? A meta-analytical review", *Scandinavian Journal of Medicine & Science in Sports*23 (2): 131–148. DOI: 10.1111/j.1600-0838.2012.01444.x.

175

[62] Herbert, R. D., Noronha de M., Kamper, S. J. (2011), "Stretching to prevent or reduce muscle soreness after exercise". *The Cochrane Database of Systematic Reviews* 6 (7): CD004577. DOI: 10.1002/14651858.

[63] Tsatsouline, P. (18 dicembre 2008). Pavel, 80/20 Powerlifting and How to Add 110 Pounds to Your Lifts. estratto 2016, da http://www.fourhourworkweek.com/blog/2008/12/18/pavel-8020-powerlifting-and-how-to-add-110-pounds-to-your-lifts/.

[64] Herman, S. L., Smith, D. T. (2008), "Four-Week Dynamic Stretching Warm-up Intervention Elicits Longer-Term Performance Benefits", *Journal of Strength & Conditioning Research* 22 (4): 1286-1297. DOI: 10.1519/JSC.0b013e318173da50.

[65] Khamwong, P., Paungmali, A., Pirunsan, U., Joseph, L. (2015), "Prophylactic Effects of Sauna on Delayed-Onset Muscle Soreness of the Wrist Extensors", *Asian Journal of Sports Medicine* 6 (2): e25549. DOI: 10.5812/asjsm.6(2)2015.25549.

[66] MacMillan, A. (8 aprile 2015). Do Saunas Help or Hurt Sore Muscles?, estratto 4 gennaio 2016, da http://www.outsideonline.com/1966201/do-saunas-help-or-hurt-sore-muscles

[67] Cohen, D. A.,Wang, W., Wyatt, J. K., Kronauer, R. E., Dijk, D., Czeisler, C. A, Klerman, E. B. (2010), "Uncovering residual effects of chronic sleep loss on human performance", *Science Translational Medicine* 2 (14): 14ra3. DOI: 10.1126/scitranslmed.3000458.

[68] Lim, J., Dinges, D. F. (2010), "A Meta-Analysis of the Impact of Short-Term Sleep Deprivation on Cognitive Variables", *Psychological Bulletin* 136 (3): 375–389. DOI: 10.1037/a0018883.

[69] Pilcher, J. J., Huffcutt, A. I. (1996), "Effects of sleep deprivation on performance: a meta-analysis", *Sleep* 19 (4): 318–326.

[70] Halson, S. L. (2014), "Sleep in Elite Athletes and Nutritional Interventions to Enhance Sleep", *Sports Medicine* 44 (1): 13–23. DOI: 10.1007/s40279-014-0147-0.

[71] Pejovic, S., Basta, M.,Vgontzas, A. N., Kritikou, I., Shaffer, M. L.,Tsaoussoglou, M., Stiffler, D., Stefanakis, Z., Bixler, E. O.,Chrousos, G. P. (2013), "Effects of recovery sleep after one work week of mild sleep restriction on interleukin-6 and cortisol secretion and daytime sleepiness and performance",.*American Journal of Physiology - Endocrinology and Metabolism* 305 (7): E890-6. DOI: 10.1152/ajpendo.00301.2013.

[72] Lautenbacher, S., Kundermann, B., Krieg, J.C. (2006), "Sleep deprivation and pain perception", *Sleep Medicine Reviews*10 (5): 357-369. DOI: 10.1016/j.smrv.2005.08.001.

[73] Koltyn, KF (2000), "Analgesia following exercise: a review". *Sports Medicine*29 (2): 85–98. DOI: 10.2165/00007256-200029020-00002.

[74] Yamane, M., Ohnishi, N., Matsumoto, T. (2015), "Does Regular Post-exercise Cold Application Attenuate Trained Muscle Adaptation?", *International Journal of Sports Medicine*3 6 (8): 647–653. DOI: 10.1055/s-0034-1398652.

[75] Glasgow, P. D., Ferris, R., Bleakley, C. M. (2013), "Cold water immersion in the management of delayed-onset muscle soreness: Is dose important? A randomised controlled trial", *Physical Therapy in Sport* 15 (4): 228–233. DOI: 10.1016/j.ptsp.2014.01.002.

[76] Pournot, H., Bieuzen, F., Louis, J., Fillard, J. R., Barbiche, E., Hausswirth C. (2011), "Time-Course of Changes in Inflammatory Response after Whole-Body Cryotherapy Multi Exposures following Severe Exercise", PLOS ONE 6 (7): e22748. DOI: 10.1371/journal.pone.0022748.

[77] Despain, D. (30 aprile 2015). A Recovery Ice Bath Isn't (Always) Such a Good Idea, estratto il 31 dicembre 2015, da http://www.outsideonline.com/1971446/recovery-ice-bath-isnt-always-such-good-idea

[78] Lateef, F. (2010), "Post exercise ice water immersion: Is it a form of active recovery?", *Journal of Emergencies, Trauma and Shock* 3 (3): 302. DOI: 10.4103/0974-2700.66570.

[79] Despain, D. (30 aprile 2015). A Recovery Ice Bath Isn't (Always) Such a Good Idea. Estratto il 31 dicembre 2015, da http://www.outsideonline.com/1971446/recovery-ice-bath-isnt-always-such-good-idea

[80] Feruggia, J. (12 novembre 2011). Jason Ferruggia's Renegade Fitness, estratto il 30 dicembre 2015 da http://jasonferruggia.com/my-1-most-bestest-baddest-training-secret-ever/

[81] Berhkan, M. (27 settembre 2011). Fuckarounditis | Intermittent fasting diet for fat loss, muscle gain and health, estratto il 6 gennaio 2016, da http://www.leangains.com/2011/09/fuckarounditis.html

[82] Bandura, A. (1977), "Self-efficacy: Toward a unifying theory of behavioral change", *Psychological Review* 84 (2): 191–215. DOI: 10.1037/0033-295X.84.2.191.

[83] McNatt, D. B., Judge, T. A. (2004), "Boundary Conditions of the Galatea Effect: A Field Experiment and Constructive Replication", *Academy of Management Journal 47* (4): 550–565. DOI: 10.2307/20159601.